FIT IN 5 MINUTEN

Body-Powertraining
für jeden Tag

Compact Verlag

Bisher sind in dieser Reihe u. a. erschienen:
- Bauchtraining für jeden Tag
- Bein- und Po-Training für jeden Tag
- Core-Training für jeden Tag
- Kurzentspannung für jeden Tag
- Pilates für jeden Tag
- Rückentraining für jeden Tag

© 2009 Compact Verlag München
Alle Rechte vorbehalten. Nachdruck, auch auszugsweise, nur mit ausdrücklicher Genehmigung des Verlages gestattet. Alle Angaben wurden sorgfältig recherchiert, eine Garantie bzw. Haftung kann jedoch nicht übernommen werden. Zur Veranschaulichung der Übungsbeschreibungen sind ausschließlich die Illustrationen bestimmt.
Chefredaktion: Dr. Angela Sendlinger
Redaktion: Barbara Fuhrmann
Produktion: Wolfram Friedrich
Abbildungen: fotolia.com/EastWest Imaging 4, 6; djd/KadeFungin 5; fotolia.com/Yuri Arcurs 8; mauritius images 11, 12; djd/Evomed 15; fotolia.com/iofoto 16; Engel & Wachs Medienproduktion 18–78, U3; fotolia.com/Boguslaw Mazur (CD-Symbol)
Titelabbildung: Engel & Wachs Medienproduktion
Typografischer Entwurf: Bettina Weisl
Umschlaggestaltung: Engel & Wachs Medienproduktion

ISBN 978-3-8174-6847-8
5268471

Besuchen Sie uns im Internet: www.compactverlag.de

Inhalt

Body-Powertraining für jeden Tag

Grundlagen — 4
Sport macht schön — 4
Die Kraftorgane: Muskeln — 7
Die Eckpfeiler des Trainings — 10
Warm-up und Cool-down — 14

Übungen — 18
Auf die Plätze, fertig ...! — 18
Primaballerina — 20
Kommando Catwalk — 24
Back-Attack — 28
Fest & knackig — 32
Mission Waschbrett — 36
Simplicity — 40
Bauch extrem — 44
Side-Effect — 48
Balanceakt — 52
Rücken intensiv — 56
Schulter-Show — 60
Blickfang Schultern — 64
Hollywood-Work-out — 68
Kurven-Training — 72
Schlanke Linie — 76

Gezielt trainieren — 80

GRUNDLAGEN

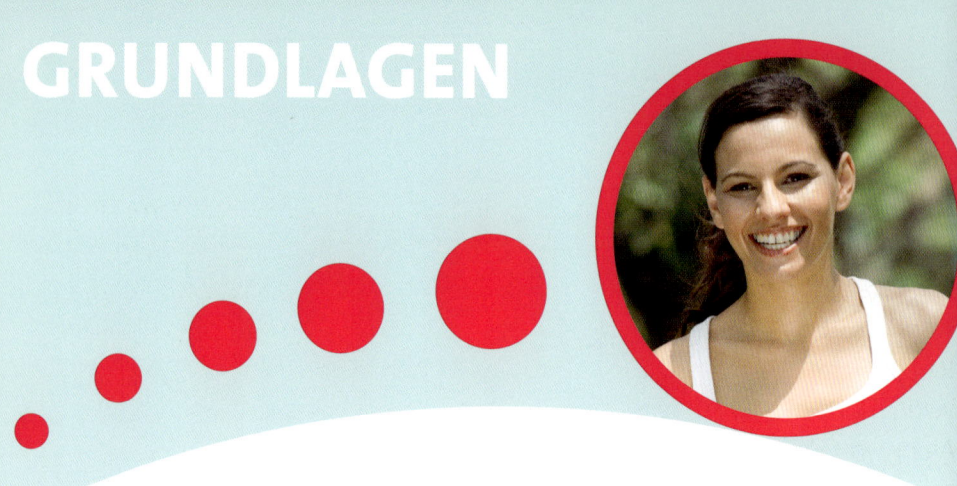

Sport macht schön

Zugegeben: Eigentlich hören wir sie gar nicht so ungern – die Stimme unseres inneren Schweinehundes, der immer pünktlich nach Feierabend in Erscheinung tritt und von schmackhaften Pizzen und saftigen Doppel-Schoko-Keksen schwärmt. Gibt man dem Drängen nach, erntet man himmlische Entspannung auf dem Sofa und magische Glücksgefühle. Jedenfalls für den Moment. Was wir in solchen Situationen nämlich nicht hören (wollen), ist die leise Stimme des kleinen Fitnessengels, der auf unserer Schulter sitzt und flüstert: Halt! Es gibt da noch was Besseres, um in völlige Harmonie und körperliche Entspannung zu geraten. Und vor allem: zu bleiben! Keine Magie, sondern Sport ist die langfristigere Garantie für Seelenfrieden, sicherste Quelle für Traummaße und der kürzeste (!) Weg zum Glück.

Body in Bestform

Jungbrunnen Sport

Regelmäßige Leibesübungen wirken wie ein Forever-Young-Elixier für den gesamten Körper. Denn nur durch genügend Bewegung werden alle Zellen ausreichend mit Nähr- und Sauerstoff versorgt. Ist diese Versorgung

Grundlagen

nicht gegeben, sinkt der Hormonspiegel. Die Folge: Die Ausschüttung wichtiger Hormone, etwa des Wachstumshormons HGH, das für die Zellenregeneration und -produktion verantwortlich und in Sachen Anti-Aging unverzichtbar ist, wird gedrosselt. Auch das Schlafhormon Melatonin leidet unter dem Bewegungsmangel. Proportional dazu steigt jedoch der Stresshormonpegel – und das macht alt, faltig und müde. Das Geheimnis von Glück und Jugendlichkeit liegt im Turnschuh: Denn regelmäßige Fitness lockt „fröhliche" Hormone wie Serotonin an und reduziert gleichzeitig Stresshormone wie etwa Kortisol. Und das Beste daran ist: Sport macht sogar schlau. Denn mehr Bewegung führt zur vermehrten Ausschüttung von ACTH, dem Kreativitätshormon.

Bodyshaping par excellence

Fakt ist: Der Weg zum Body in Bestform ist einfacher und kürzer als Sie denken. Fakt ist aber auch: Am Sport kommen Sie nicht vorbei. Es sind nämlich die Muskeln, die den Körper formen und ihm eine definierte Silhouette, eine anmutige Haltung und damit respektvolle Blicke am Strand bescheren. Muskeln sind ein Must für jedermann – und natürlich auch für jede Frau.

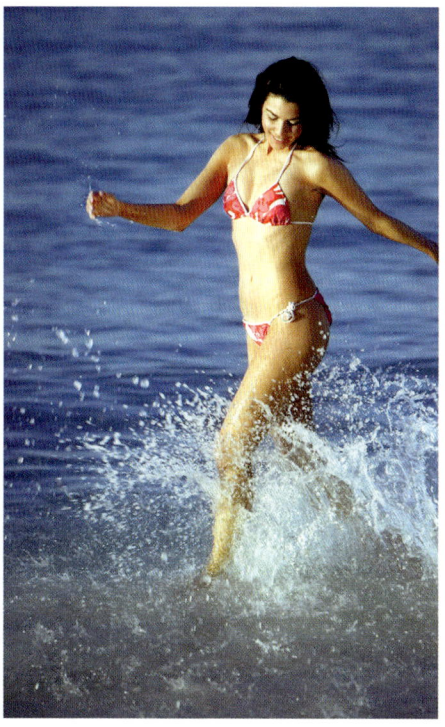

Figurtechnisch auch nicht zu unterschätzen: Muskeln sind Fettkiller der Extraklasse. Sie funktionieren nämlich wie kleine Öfen. Nur verbrennen sie statt Holz pures Fett. Traumbody garantiert.

Energie tanken und gesund bleiben

Sport wirkt positiv aufs Immunsystem, da durch regelmäßige Bewegung die Bildung von Abwehrzellen gegen Viren und Bakterien angeregt wird und gleichzeitig störende Schlackenstoffe – also Abfallprodukte, die bei normalen Stoffwechselprozessen anfallen und nicht abtransportiert wurden – abgebaut werden. Bewegung stärkt außerdem den wichtigsten Muskel des Menschen: das Herz. Auch für die Haltung und die Entlastung von Knochen und Gelenken sind Muskeln ein Must! Ein gefestigtes muskuläres Skelett hält den Körper aufrecht und stützt ihn wie ein zweites, äußeres Skelett. Das Knochengerüst wird geschont und Rückenschmerzen vorgebeugt. Sogar Osteoporose kann man mit regelmäßiger Bewegung entgegenwirken. Denn jede Muskelkontraktion pumpt Kalzium in die Knochen und macht sie noch stärker und weniger bruchgefährdet.

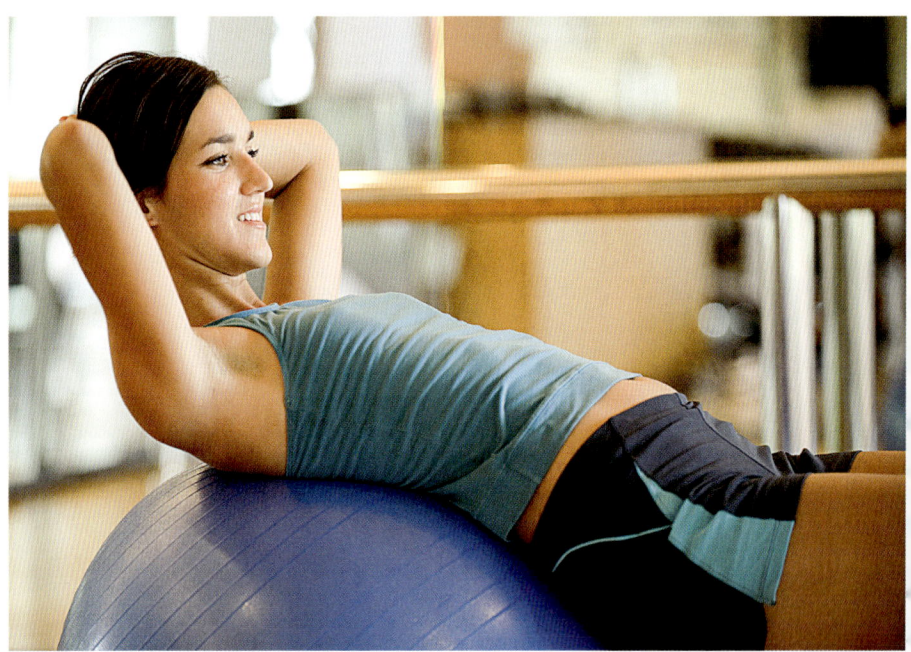

Grundlagen

Sport für die Seele

Wer schon einmal erschöpft auf der Matte lag, kennt das Gefühl: Sport strengt an – macht aber auch glücklich. Forscher fanden heraus, dass beim Training Hormone produziert werden, die wie ein natürliches Antidepressivum wirken. Trotz Anstrengung fühlen Sie sich also stets gut gelaunt.
Und wenn man beim Blick in den Spiegel den formschönen Beweis der eigenen Leistung sieht, ist das ein Seelenstreichler der Extraklasse. Kurz: Erfolge pushen das Ego.

Kraft ist Lebensenergie

Energie, die man im Alltag braucht und verbraucht, ist – rein biologisch betrachtet – ein Stoffwechselprozess. Dieser findet in kleinen, körpereigenen Kraftwerken statt, den Mitochondrien. Und diese sitzen wiederum in den Muskeln. Je mehr Muskeln, desto mehr Energiefabriken gibt es, desto mehr Power hat der Mensch.

Die Kraftorgane: Muskeln

Muskeln – man hat sie oder man hat sie nicht. Falsch! Mutter Natur hat jedem ein ordentliches Muskelpaket geschnürt. Mit 640 Stück kommt man auf die Welt und damit verlässt man sie auch wieder. Das ist Naturgesetz. Was man in der Zwischenzeit aus diesen Kraftburschen macht, bleibt dagegen jedem selbst überlassen.

Use it or lose it – Muskelaufbau

Es dauert zwar lange, Muskeln aufzubauen – los wird man sie aber leider schneller. Wer schon einmal einen Gips hatte, kennt das Problem: Sechs Wochen Nichtstun, und die Muskeln verschwinden förmlich.

Bewegen Sie sich gesund!

Studien fanden heraus, dass sechs Monate Bettruhe die Knochenalterung um zehn Jahre beschleunigt. Man stellte außerdem fest, dass schon nach neun Tagen Bewegungslosigkeit der Herzmuskel um zehn Prozent schrumpft. Wenn das keine Motivation ist, den Sonntagsspaziergang noch ein bisschen zu verlängern?

Eine Muskelabnahme von einem Pfund pro Jahr ist sogar ganz normal und trifft jeden ungefähr ab dem 25-sten Lebensjahr. Die meisten bemerken diesen Prozess anfangs gar nicht. Denn zunächst setzt sich im Muskelgewebe schleichend immer mehr Fett an. Dennoch brauchen Sie sich damit nicht abzufinden. Bleiben Sie ein Leben lang fit!
Das Geheimrezept ist ebenso leicht wie allgemeingültig: Sport.

Fettverbrenner Muskeln

Muskeln verbrennen Fett. Wie die Sonne das Schokoeis in der Waffel. Klingt simpel. Ist es auch. Jedenfalls, wenn man erst mal im Training ist. Denn nur ein trainierter Muskel verbrennt Fett. Ein untrainierter Muskel hingegen ist ein fauler Muskel. Wenn er Energie braucht, hat er gelernt, sich diese so einfach wie möglich zu beschaffen und greift auf die am schnellsten zu erreichende Energiequelle, die Kohlenhydratvorräte, zu-

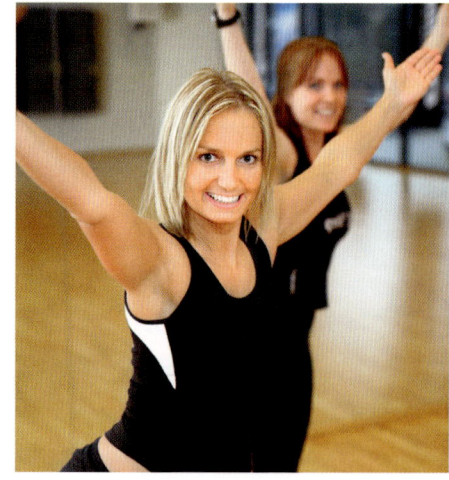

rück. Ein trainierter Muskel hingegen holt sich die nötige Energie aus den Fettreserven. Er bildet bei Anstrengung (und ausreichender Sauerstoffversorgung) Enzyme, die Fett zum Schmelzen bringen und ihn auf diese Weise mit Energie versorgen. Die gute Nachricht: Mit regelmäßigem Training kann jeder Muskel zum Fettkiller werden. Vor allem mit Ausdauersport im aeroben Bereich, d. h. bei einem Training im niedrigen Pulsbereich, bei dem ausreichend Sauerstoff in die Muskeln transportiert wird. Bei solchen Sportarten produzieren die Muskeln schon nach vier Wochen regelmäßigen Trainings rund 50 Prozent der Fettschmelzenzyme. Sie können sich bis zu 80 Prozent steigern. Ein zusätzliches Krafttraining vermehrt ihre Muskelmasse und damit die Anzahl der Öfen, die Fett verheizen.

Blaumachen für einen straffen Body

Training führt zu mikroskopisch kleinen Verletzungen im Muskel. Das ist aber nicht schlimm, sondern sogar gut für das Wachstum der Muskulatur. Der Körper repariert nämlich nach dem Training diese kleinen Faserrisse, indem er sie mit Eiweiß aus der Nahrung kittet. Das wiederum macht den Muskel größer und kräftiger. Den Impuls für diesen Wachstumsprozess löst das Gehirn aus. Allerdings nur dann, wenn der Mus-

Der Tag danach

Wie bei jedem Kater zeigt auch der Muskelkater, dass man es übertrieben hat. Entgegen einer früheren Meinung entsteht er aber nicht durch einen Milchsäureüberschuss im Gewebe. Vielmehr sammeln sich an den kleinen Faserrissen, die beim Training entstehen, reparierende Stoffe an, die dann wiederum auf die Nervenbahnen drücken. Und das tut weh. Muskelkater ist daher zwar ein Zeichen für Muskelwachstum. Dennoch sollte man nicht so weit gehen, dass er entsteht.

kel Ruhe hat, also erst nach der Anstrengung. Sprich: Nach dem Training, wenn Sie schon gemütlich auf dem Sofa sitzen, wachsen Ihre Muskeln. Kein schlechter Deal, oder?
Es ist daher sehr wichtig, dass man dem Körper Ruhephasen gönnt – anders kann er nicht wachsen. Ein Workout alle zwei bis drei Tage genügt daher vollkommen.
Die Zeit dazwischen nutzt man am sinnvollsten mit Ausdauereinheiten, z. B. Laufen, Walken, Schwimmen oder Radfahren.

Die Eckpfeiler des Trainings

Zur Traumfigur führt nur ein Weg: Sport. Mit dem Body-Powertraining kommen sie sicher und in Bestform ans Ziel.
Powertraining bedeutet, dass man intensiv, nicht aber extensiv trainiert. Der Körper soll zwar an seine Grenzen gebracht werden, allerdings nur, soweit es noch effektiv und gesund ist. Wer sich auspowert, ermüdet die Muskeln, hat weniger Trainingserfolg und verliert die Lust am Work-out. Die Eckpfeiler des Powertrainings sind daher Ruhe, Konzentration und Kraft. Belasten Sie ihren Körper dennoch maximal: Das Herz darf pumpen und der Schweiß rinnen – aber prüfen Sie immer wieder, ob Sie noch gleichmäßig atmen können. Daran sehen Sie nämlich, dass Sie nicht über Ihre Grenzen gehen und Ihrem Körper schaden.

Minimaler Aufwand – maximaler Erfolg

In 5 Minuten zur Traumfigur, zu mehr Entspannung und Vitalität – mit einem regelmäßigen Body-Powertraining kein Problem. Ob in der Mittagspause oder am Morgen nach dem Aufstehen, dieses Kurzprogramm können Sie immer und überall ausführen.

5 Minuten

Keine Zeit zum Sport? Diese Ausrede zieht nicht mehr. Ein intensives, gezieltes Training dauert nur 5 Minuten.

Homework

Komfortabler geht es nicht: Powertraining ist ohne Aufwand möglich – alles, was man braucht, ist der eigene Körper. Denn in den Grundübungen sind keine zusätzlichen Gewichte oder Geräte erforderlich. Trainiert wird allein mit dem eigenen Körpergewicht. Das hat auch den Vorteil, dass immer der ganze Körper im Einsatz ist.

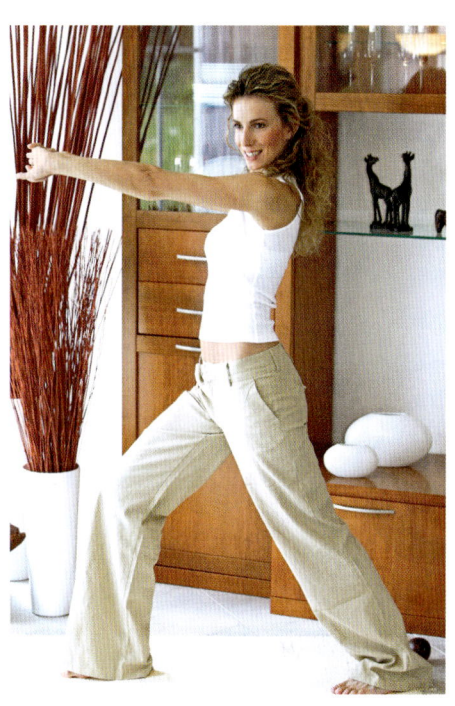

Geheimrezept für den Traumbody

Das Powertraining ist eine Anleitung zum Krafttraining. Oft neigt man dazu, die Muskeln zugunsten von Ausdauereinheiten zu vernachlässigen. Fehler! Denn wer beim Cardioprogramm abnimmt, verliert meistens auch Muskelmasse. Muskeln sind aber Fatburner-Maschinen. Fehlen sie, verbrennt der Körper weniger Kalorien.

Besonders Frauen wollen meist keine Muskelberge aufbauen. Verständlich, doch kein Grund zur Sorge. Denn der weibliche Testosteronhaushalt, also der Anteil des Muskelhormons, ist viel zu niedrig, als dass sich maskuline Hügellandschaften bilden könnten. Tipp: Wer auf Nummer sicher gehen will, trainiert mit weniger Widerstand, dafür mit mehr Wiederholungen.

Wichtige Grundregeln

Power durch Pusten

Die Wichtigkeit der Atmung wird beim Training gern unterschätzt. Im Eifer des Gefechts vergessen viele sogar, überhaupt Luft zu holen. Dabei ist der Atem ein wichtiger Energieträger; er bringt mit dem Sauerstoff auch Lebensenergie in den Muskel. Und besonders unter Anstrengung benötigt der Muskel viel Sauerstoff. Daher lautet die Faustformel beim Training: bei Entspannung ausatmen, bei Anspannung einatmen – nach Möglichkeit immer schön tief und gleichmäßig.

Gewohnheit bringt Stagnation

Der Mensch ist ein Gewohnheitstier. Sein Körper erst recht. Daher ist es

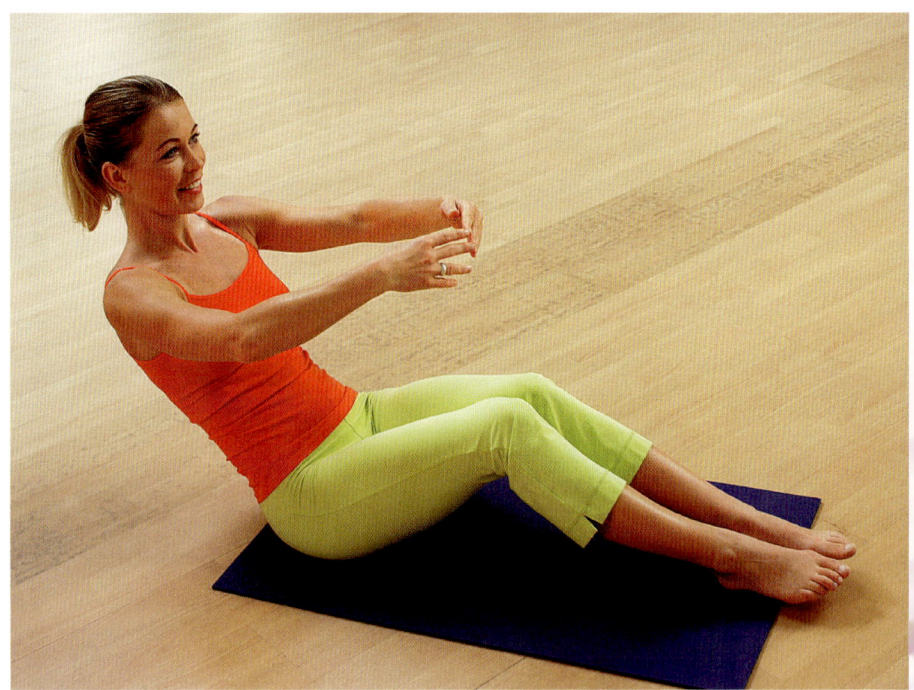

Grundlagen

extrem wichtig, für genügend Abwechslung im Training zu sorgen. Gewohnheit bringt nämlich Stagnation.
Wer Tag für Tag das gleiche Programm brav erledigt, bringt damit zwar sein Gewissen in Topform. Der Körper hat sich dagegen schnell daran gewöhnt, der Trainingseffekt bleibt aus. Wer für ständige Variationen und ein abwechslungsreiches Training sorgt, lässt dem Körper erst gar keine Zeit, sich an die Übungen zu gewöhnen.
Wechseln Sie zwischen Ausdauer- und Krafttraining, zwischen leichten und schwereren Gewichten, zwischen dem Training unterschiedlicher Muskelgruppen oder, beim Cardioprogramm, zwischen verschiedenen Geschwindigkeiten.

Konzentration ist Kraft

Volle Konzentration optimiert erwiesenermaßen den Energiefluss im Körper und erhöht so den Trainingseffekt im Zielmuskel. Wer die Übungen ganz bewusst macht, führt sie außerdem langsamer und damit meist optimaler durch.
Tipp: Versuchen Sie, sich in den Muskel hineinzufühlen.

Stetes Training

Regelmäßigkeit ist das Geheimnis sportiven Erfolgs. Versuchen Sie daher, das Training zu einer Selbstverständlichkeit zu machen. Denn ein regelmäßiges, aber dafür leichtes Work-out ist besser als das völlige Auspowern am Wochenende.

Diesmal klappt's bestimmt

Sie sind schon überzeugt davon, dass Sport Ihnen guttun wird? Gut! Dann müssen Sie jetzt nur noch einen überreden: Ihren inneren Schweinehund. Für mehr Spaß am Sport sorgen die folgenden Tricks.

Mental-Marathon

Fitness ist Kopfsache. Wer Spaß hat, hält auch besser durch! Vermeiden Sie Langeweile beim Training. Wer jeden Tag das Power-Programm stumpf abstottert, verliert den Spaß und noch schlimmer: den Erfolg. Kombinieren Sie daher Kraft- und Cardiotraining. Gehen Sie an einem Tag laufen oder schwimmen, am nächsten Tag trainieren Sie Kraft und danach wieder Ausdauer.

Lust-Faktor: Location

Wechseln Sie auch hin und wieder den Ort, an dem Sie sporteln. Im Sommer kann im Freien geturnt werden. Bei Regen und Schnee finden die Work-outs im Wintergarten oder Wohnzimmer statt. Auch gut: Gehen Sie ins Sportstudio, selbst wenn Sie dort keine Geräte nutzen. Suchen Sie eine ruhige Ecke und machen Sie Ihre Übungen – unter Leidensgenossen turnt es sich leichter.

Fit for Fashion

Chic macht Spaß. Neue Sportkleidung ist Motivation pur. Gönnen Sie sich ab und an ein neues Turn-Outfit. Damit trainiert es sich sofort besser.

Warm-up und Cool-down

Verspannungen, Gelenkschmerzen und Krämpfe sind bei Sportlern leider keine Seltenheit. Die Ursache: Aufwärm- und Abkühlphasen sowie Lockerungsübungen werden oft vernachlässigt. Dabei sind sie besonders wichtig. Wenn die Vor- und Nachbereitung des Trainings nämlich dauerhaft zu kurz kommen, wird auch der ganze Mensch verspannt.

Warm-up: Blitzstart unerwünscht

Von null auf hundert in zwei Sekunden ... Solche Spitzenwerte erreicht sogar ein Spitzenmotor nur dann, wenn er gut in Fahrt ist. Der Grund ist bei Mensch und Motor gleich: Damit es wie geschmiert läuft, muss sich erst ausreichend Schmierflüssigkeit in den Gelenken bilden. Um Verletzungen vorzubeugen, sollten auch die Bänder vor dem Training

Grundlagen

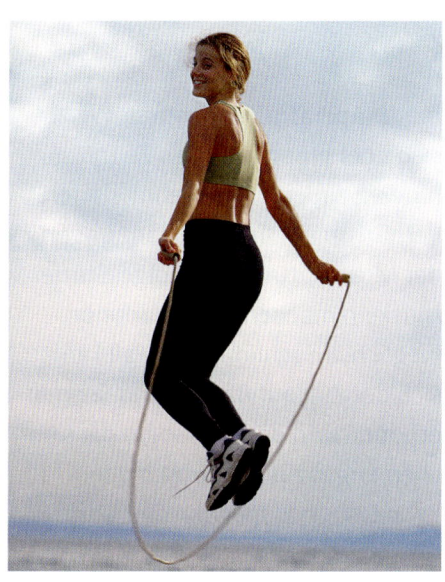

dehnbarer gemacht werden. Wichtig dafür ist Wärme. Daher auch der Begriff „Warm-up" oder „Aufwärmen". Durch ein leichtes Aufwärmtraining erhöht sich im gesamten Körper, also in den Muskelfasern, in den Sehnen und Gelenken die Temperatur. Ziel ist es, eine Körpertemperatur von etwa 39 Grad zu erreichen.

Auch vor dem Body-Powertraining sollten Sie sich aufwärmen. Stundenlanges Joggen ist aber nicht nötig. Wer kann, integriert das Training so in den Tagesablauf, dass er es im Anschluss an die Hausarbeit macht. Saugen und Co. wärmen ordentlich auf. Alle anderen joggen kurz auf der Stelle oder laufen die Treppen rauf und runter.

Wenn Sie einmal mehr Zeit haben, können Sie nach dem Warm-up Ihre Gelenke mobilisieren. Beginnen Sie bei der Halswirbelsäule. Neigen Sie den Kopf in Richtung Brustbein und heben Sie ihn wieder an. Drehen Sie ihn dann zur linken und anschließend zur rechten Schulter. Machen Sie nun mit Ihren Schultern weiter. Lassen Sie sie langsam nach vorn kreisen, dann nach hinten. Zu guter Letzt kippen Sie Ihr Becken abwechselnd nach rechts und links.

Seilspringen

Seilspringen ist das Lieblings-Warm-up aller Profiboxer. Grund: In kürzester Zeit wärmt es maximal auf.
Probieren Sie es aus. Hüpfen Sie mit beiden Beinen gleichzeitig ca. 40-mal ohne Pause. 2 Sätze sind Pflicht. Profis hüpfen zwischendurch einbeinig – das schult das Gleichgewicht und aktiviert die Beinmuskeln.

Runterkommen: relax

Wer anspannt, muss auch entspannen. Nach dem Training ist der Köper in Wallung und auf einem gesteigerten Temperaturlevel. Wer jetzt abrupt stoppt, riskiert Verkühlungen. Auch ein kräftiges Nachschwitzen ist Folge eines zu schnellen Beenden des Trainings.

Besser: nach dem Kraftsport noch ein paar Minuten locker Rad fahren oder laufen. Wichtig: Das Tempo sollte so langsam sein, dass der Körper Gelegenheit hat, wieder auf seine Normaltemperatur zu kommen. Wer sich über einen längeren Zeitraum hinweg zudem nicht dehnt, riskiert Verhärtungen und Verspannungen der Muskulatur. Fatale Folge: Starre Muskeln machen nicht nur unbeweglich, im schlimmsten Fall kann sich der Zug auf Bänder und Sehnen erhöhen und dadurch sogar die Knochen enger zusammenschieben. Relaxübungen machen den Gang schwungvoller, die Bewegungen jugendlicher und lösen Verspannun-

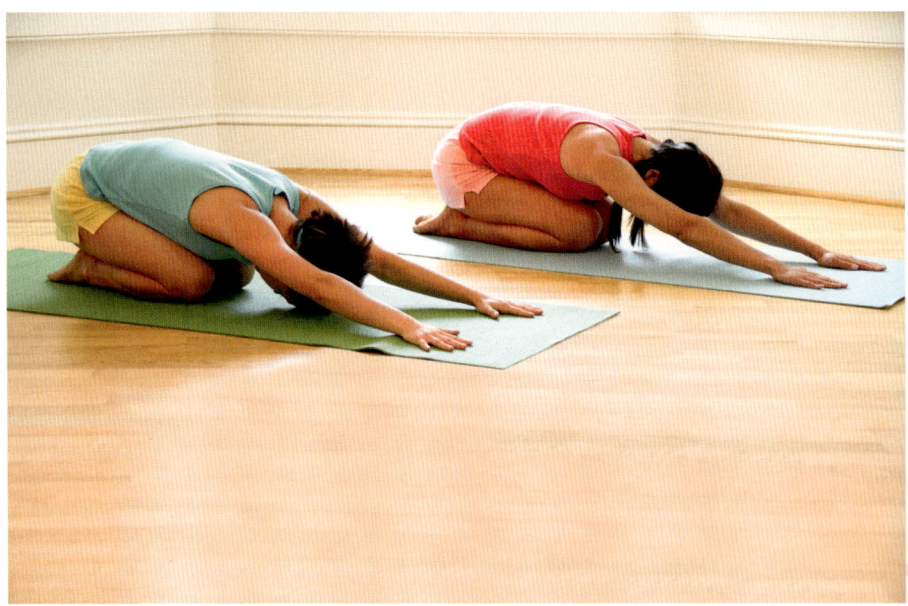

Die besten Dehnübungen

Brust und Schulter: Stellen Sie sich aufrecht hin, die Füße stehen schulterbreit auseinander, die Knie sind leicht gebeugt, der Bauch ist angespannt. Führen Sie nun beide Hände hinter den Rücken und falten Sie sie dort, sodass sich die Handflächen anschauen. Heben Sie beide Arme gestreckt an. Die Schultern ziehen von den Ohren weg.

Seiten: Stellen Sie sich aufrecht hin, die Beine sind schulterbreit geöffnet, die Knie sind etwas gebeugt. Heben Sie die Arme über den Kopf, kreuzen Sie die Handgelenke und pressen Sie aus dieser Position heraus die Handinnenflächen gegeneinander. Beugen Sie sich nun mit gestreckten Armen zur rechten Seite, bis Sie eine Dehnung in der linken Körperseite spüren. Danach wiederholen Sie die Übung nach links.

Rücken und Po: Legen Sie sich auf den Rücken und ziehen Sie die Knie zur Brust. Lassen Sie die Schultern dabei am Boden.

Beine: Stellen Sie sich aufrecht hin, die Beine stehen parallel nebeneinander, die Arme hängen entspannt vor dem Körper. Rollen sie Kopf und Oberkörper nun Wirbel für Wirbel abwärts, bis sie mit den Handinnenflächen (oder Fingerspitzen) den Boden berühren können. Die Beine bleiben gestreckt.

gen. Sportexperten empfehlen neuerdings, die Stretchingeinheit nicht direkt nach dem Training durchzuführen, sondern sich eine ganze Trainingseinheit dafür Zeit zu nehmen – Stretching sollte als „echte" Sportart betrachtet werden. Schieben Sie einen Tag ein, an dem sie in Ruhe und konzentriert jeden einzelnen Muskel dehnen.

ÜBUNGEN

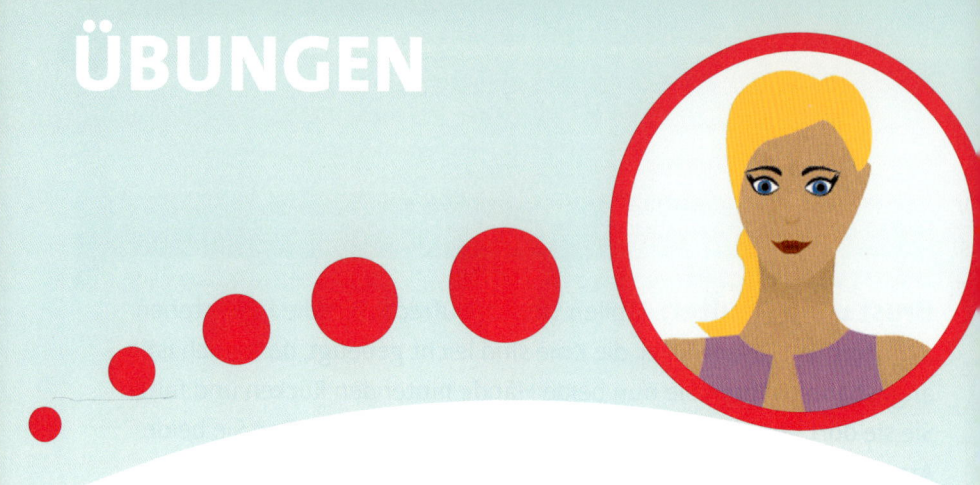

Auf die Plätze, fertig …!

Nach so viel Theorie kommt die Praxis. Die nächsten Seiten sind voll mit einem bunten Übungsmix aus dem Body-Powertrainingsprogramm. Jede Einheit besteht aus zwei Übungen. Dabei sind die Einheiten so angelegt, dass die Übungen ganzheitlich eine Muskelgruppe trainieren oder das Zusammenspiel von Protagonisten und Antagonisten (siehe Kasten) stärken. Für den Trainingseffekt ist es gleichgültig, ob Sie die Reihenfolge der Einheiten untereinander tauschen. Dagegen sollten die Übungen der jeweiligen Einheiten nicht untereinander gewechselt werden. Da sie aufeinander abgestimmt sind, ist es besser sie im Duo auszuführen.

Schwierigkeitsstufen

Die Grundübungen eignen sich für alle Trainingsstufen: von Anfängern bis Fortgeschrittenen. In den Ausgangsübungen arbeiten sie „nur" mit dem eigenen Körpergewicht. Erst in den „Variationen" oder in der Kategorie „Hilfsmittel" werden Erschwerungen angeboten. Anfänger trainieren daher zunächst nur die Grundübungen. Sobald sie sich fitter fühlen, nehmen sie auch die Steigerungen dazu. Nur durch Abwechslung erreicht man Erfolge.

Wer gleich als Fortgeschrittener einsteigt, kann sich das ganze Programm vornehmen. Aber auch Sie müssen im Training für Abwechslung sorgen. Variieren Sie z. B. die Gewichte oder kombinieren Sie das Powertraining mit regelmäßigen Ausdauereinheiten. Der Mix macht's!

Die wohl beste Nachricht: Jede Einheit dauert nur 5 Minuten. Danach hat man es geschafft – jedenfalls für diese Einheit.
5 Minuten sind nicht lang. Konzentrieren Sie sich daher umso mehr auf die Übungen und nutzen Sie die kurze Zeit maximal aus.

Trainieren mit Fun-Faktor

Zugegeben: Es sind noch keine Fitness-Prinzessin und kein Fitness-Prinz vom Himmel gefallen. Königliches Aussehen ist harte Arbeit. Aber sie lohnt sich: Der Körper dankt es einem. Und zwar mit einer tollen Figur, mehr Energie im Alltag und Gesundheit. Anbei finden Sie eine Audio-CD, auf der alle Übungen vorgesprochen werden. Legen Sie die CD regelmäßig zum Training ein und stellen Sie sich die Stimme wie ihren Personal-Coach vor. Beide dulden keine Widerreden. Also folgen Sie der Anleitung – ohne zu mogeln!
Die Hintergrundmusik sorgt dafür, dass Sie beim Training richtig abschalten können.

Protagonisten und Antagonisten

Wörtlich übersetzt sind mit Protagonisten und Antagonisten „Spieler" und „Gegenspieler" gemeint. Es handelt sich dabei also um zwei Muskeln oder Muskelgruppen, die derart miteinander zusammenhängen, dass der eine Muskel gedehnt wird, während sich der andere anspannt. Strecken wir z. B. den Arm aus, wird der Trizeps angespannt und der Bizeps gedehnt.

Prima-ballerina

Echte Ballerinas erkennt man an ihrer anmutigen Haltung, ihrer grazilen Silhouette und dem schwungvollen Gang. Kein Wunder, Ballett ist ein Work-out der Spitzenklasse. Jede einzelne Übung der klassischen Tanzkunst fordert die Muskulatur des gesamten Körpers genauso wie flexible Beweglichkeit und Balance. Daher greift diese erste Trainingseinheit die Grundideen des Balletts auf – und schenkt garantiert auch Laien eine ästhetische Prima-Ballerina-Figur.

Spitzen-Klasse

Übungsablauf

- Stellen Sie sich gerade hin und bringen Sie Spannung in den Körper. Aktivieren Sie bewusst jeden einzelnen Muskel: Po zusammenkneifen, Schulterblätter dicht zusammen, Brust aufrecht, Kinn angehoben und den Bauch schön fest angespannt. Tipp für eine optimale Bauchspannung: kurz husten und versuchen, dieses Gefühl in der Leibesmitte zu halten.
- Nun werden die Arme zur Seite ausgestreckt, bis sie etwa auf Schulterhöhe und ebenfalls fest angespannt sind. Anfangs ist die Übung leichter, wenn man sich mit einer Hand an der Wand abstützt. Aber nur ganz leicht! Am besten berühren nur 2 Fingerspitzen die Wand. Profis turnen freihändig.

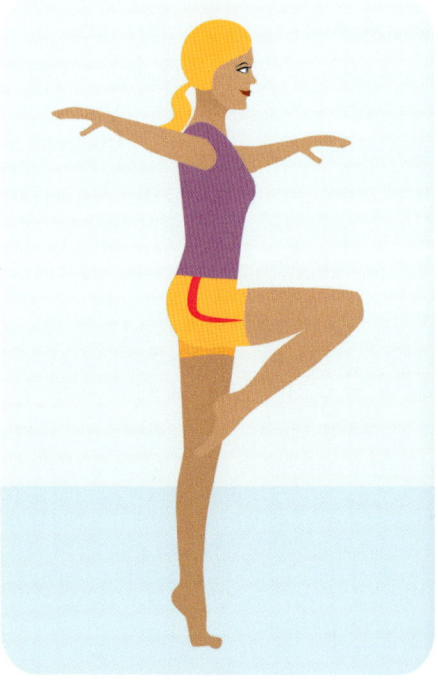

- Jetzt ein Bein anwinkeln, sodass der Fuß an der Innenseite des Kniegelenks des Standbeins anliegt. Von der Seite betrachtet darf der Fuß hinter dem Knie nicht sichtbar sein.
- Los geht's: Heben Sie die Ferse des Standbeins an, bis Sie ganz auf dem Fußballen stehen – fast wie eine echte Primaballerina.
- Kurz oben halten und wieder absenken, bis die Ferse knapp über dem Boden ist. Und wieder von vorn.
- Konzentrieren Sie sich vor allem auf die Wadenmuskeln; vergessen Sie aber auch den Rest des Körpers nicht. Po fest, Bauch angespannt. Pro Satz geht es 20-mal auf und ab. Üben Sie 2 Sätze. Im Anschluss ist das andere Bein an der Reihe.

Variation

Zu einer echten Ballerina gehören auch ästhetisch definierte Arme. Und die bekommt man so: Einfach in jede Hand eine 1-Kilogramm-Hantel oder alternativ eine 1-Liter-Wasserflasche nehmen und, während man mit den Fersen auf- und abwippt, die ausgestreckten Arme ebenfalls hoch- und runterbewegen. Immer schön im Takt. Ein kleiner Winkel von unter 90 Grad genügt schon. Wichtig ist nur, dass der Arm immer gestreckt und voll unter Spannung ist. Profis können natürlich auch zu schwereren Gewichten greifen.

Unten ohne

Hängen Sie Ihre Turnschuhe an den Nagel. So steigern Sie den Trainingseffekt. Ein fester Turnschuh gibt zwar mehr Halt, aber genau das mindert den Erfolg. Denn die Fußmuskulatur muss sich kaum anstrengen.

Trainingstipp

Bei der letzten Wiederholung versuchen Sie, die Endposition, also den Zehenstand, so lange wie möglich zu halten. Genießen Sie die Anstrengung – sie formt ihre Schenkel. Wer diese Stellung freihändig hält, spricht zudem die sogenannte Mikromuskulatur an. Das sind kleine Muskelstränge, die unter den großen, sichtbaren Muskelsträngen liegen und die Balance im Körper halten.

Schenkel-Lift

Übungsablauf

- Stellen Sie sich gerade hin. Die Beine stehen einen großen Schritt breit auseinander, die Zehen zeigen nach außen.
- Strecken Sie die Arme seitlich aus, die Handflächen zeigen zum Boden. Spannen sie die gestreckten Arme fest an.
- Bevor es gleich in die Knie geht, überprüfen Sie noch einmal Ihre Körperspannung: Vor allem der Bauch muss fest sein. Er stabilisiert den Rücken und verhindert, dass Sie während der Übung ins Hohlkreuz fallen oder gar nach vorn kippen.
- Gehen Sie nun in die Knie, bis zwischen Unter- und Oberschenkel ein Winkel von etwa 90 Grad entstanden ist. Wichtig: Die Knie müssen sich in einer geraden Linie über den Füßen befinden. Nicht davor oder dahinter – das mögen vor allem die empfindlichen Kniegelenke nicht.
- In dieser Position werden beide Fersen maximal angehoben, bis Sie komplett auf den Ballen stehen. Kurz halten – die Anstrengung genießen – und wieder abwärts.
- Beim Senken berühren die Fersen den Boden nicht, sondern stoppen ein paar Millimeter davor.
- Wiederholen Sie die Übung 12-mal. Kurz entspannen und dann einen weiteren Satz üben.
- Achten Sie darauf, die Übung langsam und ohne Schwung auszuführen. Die Kraft sollte aus den Muskeln kommen. Zittern ist erlaubt. Das zeigt nur, dass die Muskeln gefordert werden und sich maximal anstrengen.

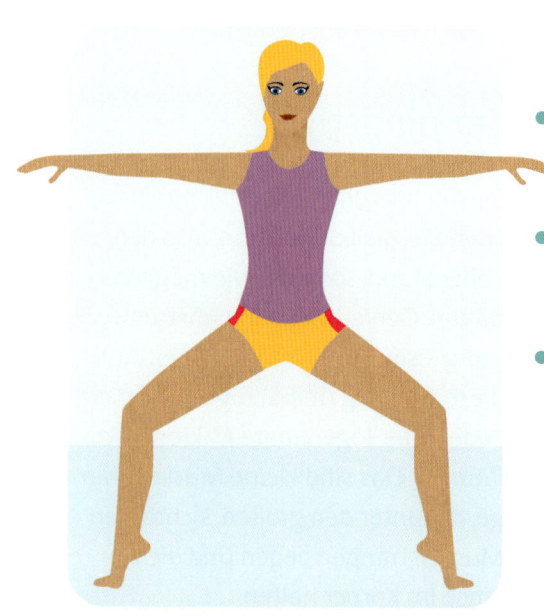

Variation

Profis kommen mit folgendem Trick noch mehr ins Schwitzen. Nehmen Sie die Ausgangsposition ein: Knie angewinkelt, Arme ausgestreckt etc. Versuchen Sie jetzt aber nicht, beide Fersen anzuheben, sondern einen Fuß komplett vom Boden abzuheben. Oder wenigstes ein Stückchen. Der andere Fuß bleibt fest am Boden. Viel Erfolg! Das klingt nämlich leichter, als es ist. Bei dieser Variante ist ganzer Körpereinsatz gefragt. Po, Bauch, Beine: Alles arbeitet – für Ihre Figur!

Trainingstipp

Beim „Schenkel-Lift" kommt man leicht ins Wanken. Die Stabilität der gesamten Muskulatur ist gefragt, um den Körper festzuhalten und die Übung korrekt auszuführen. Festigkeit und Stabilität werden vor allem durch die Mikromuskulatur gefördert. Wer diese kleinen Muskelstränge noch mehr pushen will, turnt auf einem extra wackeligen Untergrund. Dicke Schaumstoffmatten sind ideal. Zu Hause tut es auch eine Decke oder ein zusammengerolltes Handtuch. Je mehr der Untergrund nachgibt, desto mehr müssen die Muskeln diese Minischwankungen ausgleichen. Das fördert vor allem die kleinen Muskelfasern, die für die Feinmotorik verantwortlich sind und meist nur selten trainiert werden.

Für Läufer

Besonders für Läufer oder Radfahrer eignet sich der „Schenkel-Lift". Bei diesen Sportarten wird nämlich meist nur der vordere Oberschenkelmuskel gefestigt.
Diese Übung hingegen trainiert vor allem die Oberschenkelinnenseiten und ist somit eine ideale Ergänzung.
Für eine gesunde Haltung ist es schließlich wichtig, dass möglichst alle Muskeln gleichmäßig trainiert sind, da der Körper immer mit Muskelketten, nicht nur mit einzelnen Muskeln, arbeitet. Also, liebe Ausdauersportler: Ran an die Arbeit!

Kommando Catwalk

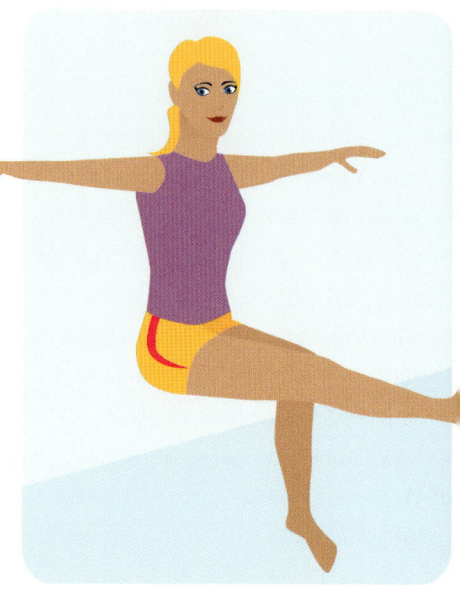

Für Beine und Po mit echten Catwalk-Qualitäten ist harte Arbeit gefragt. Wer regelmäßig „schwitzt", wird dafür gleich doppelt belohnt: erstens mit einem knackigen Po und straffen Schenkeln, zweitens mit einem extra Fettverbrennungsbonus. Denn die Oberschenkel- und Pomuskeln sind die größten Muskelstränge des Körpers und damit auch die größten Verbrennungsöfen in Sachen Fett.

Sportler-Sitz

Übungsablauf

- Stellen Sie sich mit dem Rücken an eine Wand.
- Gleiten Sie nun mit dem Po an der Wand hinunter, als würden Sie sich bequem auf einen Stuhl setzen. Nur dass da eben keiner ist. Ober- und Unterschenkel bilden einen 90-Grad-Winkel.
- Strecken Sie die Arme seitlich aus, bis sie etwa auf Schulterhöhe sind.
- Halten Sie diese Position und zählen Sie bis 20 – mindestens!
- Kommen Sie wieder in die Ausgangsposition zurück und entspannen Sie kurz.
- Jetzt wird es noch eine bisschen schwieriger: Gleiten Sie wieder mit dem Po nach unten, strecken Sie dieses Mal aber – unten angekommen – ein Bein nach vorn, sodass Unter- und Oberschenkel eine Linie bilden. Zählen Sie in dieser Position bis 10 (Profis bis 20).
- Danach das Bein wieder angewinkelt auf dem Boden absetzen, so-

dass man in der alten „Stuhl-Position" ist, und noch weitere 10 Sekunden durchhalten.
- Geschafft: Lösen Sie langsam die Anspannung.
- Nach einer kurzen Pause ist das andere Bein an der Reihe. Üben Sie insgesamt 3 Sätze.
- Wichtig: zwischendurch das Atmen nicht vergessen. Die Übung beansprucht den gesamten Körper – dafür ist es wichtig, dass die Muskeln genügend Sauerstoff bekommen.

Variation

Für alle, die nicht genug bekommen: Während sie in der Hocke an der Wand lehnen und es sich auf ihrem imaginären Stuhl gemütlich gemacht haben, lösen Sie die Arme und lassen diese hängen. Aus dieser Position werden jetzt beide Arme gleichzeitig und ausgestreckt nach vorn angehoben, bis sie schließlich gerade über dem Kopf nach oben zeigen. Die Handflächen zeigen zueinander. Nun senken Sie einen Arm gestreckt nach unten, bis er wieder neben dem Oberschenkel ist. Und wieder zurück nach oben – als würden Sie einen Halbkreis in die Luft zeichnen. Wechseln Sie nun den Arm. Trainieren Sie jede Seite 5-mal. Übrigens: Bei dieser Variante ist es besonders wichtig, dass sich der Rücken nicht von der Wand löst. Die gesamte Wirbelsäule (dazu zählen auch Schultern, Hals und Kopf) sollte permanent fest an der Wand bleiben.

Hilfsmittel

Für alle Wackelkandidaten: Wenn Sie Ihre Balance und Koordination schulen möchten, erschweren Sie die Übung, indem Sie einen Ball auf Ihren Kopf legen. Für den Anfang tut es auch ein Gegenstand, der nicht so schnell abrutscht, etwa ein Buch. Dadurch, dass Sie sich noch mehr ausbalancieren müssen, wird die Mikromuskulatur, also jene Muskulatur, die für Stabilität und Gleichgewicht zuständig ist, angesprochen. Außerdem überlisten Sie sich selbst: Wenn Sie aufpassen müssen, dass der Ball oder das Buch nicht herunterfällt, konzentrieren Sie sich noch mehr auf die Übung und führen sie damit bewusster durch.

Die Kippe

Übungsablauf

- Knien Sie sich auf eine Matte oder auf ein weiches Handtuch. Ober- und Unterschenkel bilden einen 90-Grad-Winkel.
- Die Arme befinden sich seitlich am Körper und sind fest angespannt. Drücken Sie sie gegen den Körper. Die Handinnenflächen pressen gegen die Oberschenkel, die Fingerspitzen zeigen in Richtung Boden.
- Kopf, Rumpf und Oberschenkel bilden eine gerade Linie und sind ebenfalls fest angespannt. Das Gleiche gilt für Po, Bauch und Rücken. Denn jeder Muskel, der fest ist, wird mit trainiert. Er stabilisiert außerdem den Körper und entlastet so das Skelett.
- Aus dieser Position neigt man den Rumpf und die Oberschenkel so weit wie möglich nach hinten; sie sollten in der Neigung weiterhin eine gerade Linie bilden. Stellen Sie sich vor, der Oberkörper und Ihre Oberschenkel seien ein langes Brett: fest, in sich unbeweglich und extrem stabil.
- Die zurückgelehnte Stellung wird kurz gehalten. Danach neigen Sie sich wieder nach vorn, bis Sie in der Ausgangsposition angekommen sind. Wippen Sie 10-mal hin und her, 3 Sätze sind ideal.

Kopf hoch!

Der Hals und der Kopf sind die Verlängerung der Wirbelsäule. Aus sportlicher Sicht jedenfalls. Soll heißen: Genau wie der Rest des Körpers sollten auch der Kopf und der Hals nicht schlaff herunterhängen. Besser: Der Kopf ist gerade, das Kinn angehoben. Die Halsmuskulatur trägt den Kopf stabil und bildet eine gerade Linie mit der Wirbelsäule. Die Schulterblätter sind dicht beieinander, sodass sich die Schultern automatisch senken.

Tipp: Praktizieren Sie diese Haltung nicht nur beim Sport. Auch im Alltag ist eine aufrechte und gefestigte Haltung gesund und sieht obendrein viel selbstbewusster aus.

Variation

Wer schon ein leichtes Kribbeln in den Beinen spürt, hat bisher alles richtig gemacht. Wenn Sie Ihre Muskulatur trotzdem noch etwas intensiver trainieren möchten oder Ihnen die Übung sehr leichtfällt, bietet sich folgende Variation an: Nehmen Sie die Ausgangsposition ein und neigen Sie den Rumpf nach hinten. Sobald Sie die maximale Neigung erreicht haben, in der Sie Ihren Körper noch stabil halten können, versuchen Sie, einen Arm gerade ausgestreckt vor dem Körper anzuheben, bis er schließlich gerade über den Kopf gestreckt ist. Führen Sie die Hebung des Arms durch, als würden Sie einen Halbkreis in die Luft zeichnen. Wenn Sie den Arm gerade über dem Kopf gestreckt haben, halten Sie diese Position für einen Moment (mindestens 5 Sekunden) und führen dann den Arm den gleichen Weg zurück, bis er wieder am Oberschenkel anliegt. Pro Arm wiederholen Sie die Übung ca. 3- bis 4-mal. Mit dieser Variation bringen Sie Abwechslung ins Work-out, wodurch Sie wiederum die Trainingseffektivität steigern.

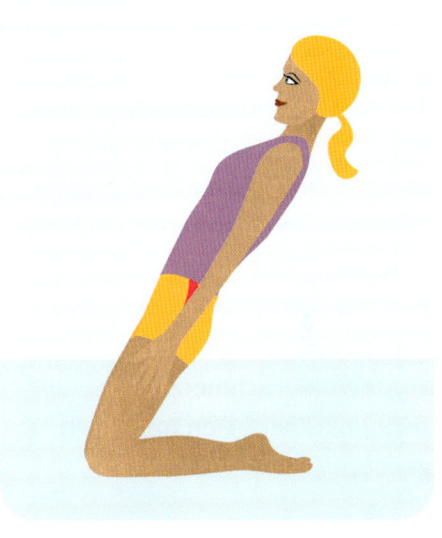

Aufgepasst

Der Körper ist während der ganzen Übung fest wie ein Brett. Besonders die Bauchmuskeln müssen fest angespannt sein. Dies verhindert nämlich, dass der Rücken ins Hohlkreuz fällt. Auch der Po und die Rückenmuskeln sind maximal angespannt – das stabilisiert zusätzlich.

Außerdem wichtig: Vergessen Sie nicht zu atmen. Versuchen Sie auch in der statischen Neigung, ein ruhiges und gleichmäßiges Atemtempo beizubehalten.

Back-Attack

Das „ewige Kreuz" mit dem Kreuz: Rückenschmerzen sind leider kein Einzelschicksal, sondern eine regelrechte Volkskrankheit unserer Zeit. Dabei bekommt man die beste Hilfe ebenso leicht wie rezeptfrei: Eine gestärkte Rückenmuskulatur entlastet das Skelett, beugt unangenehmen Schmerzen vor und sieht im rückenfreien Ausschnitt ganz hinreißend aus.

Rücken-Drücker

Übungsablauf

- Legen Sie sich in Rückenlage auf eine Matte.
- Die Arme werden ausgestreckt und auf Schulterhöhe seitlich neben den Körper gelegt. Die Handflächen zeigen zur Decke.
- Ziehen Sie nun die Füße in Richtung Po, bis sich die Ballen in einer senkrechten Linie unter den Kniegelenken befinden.

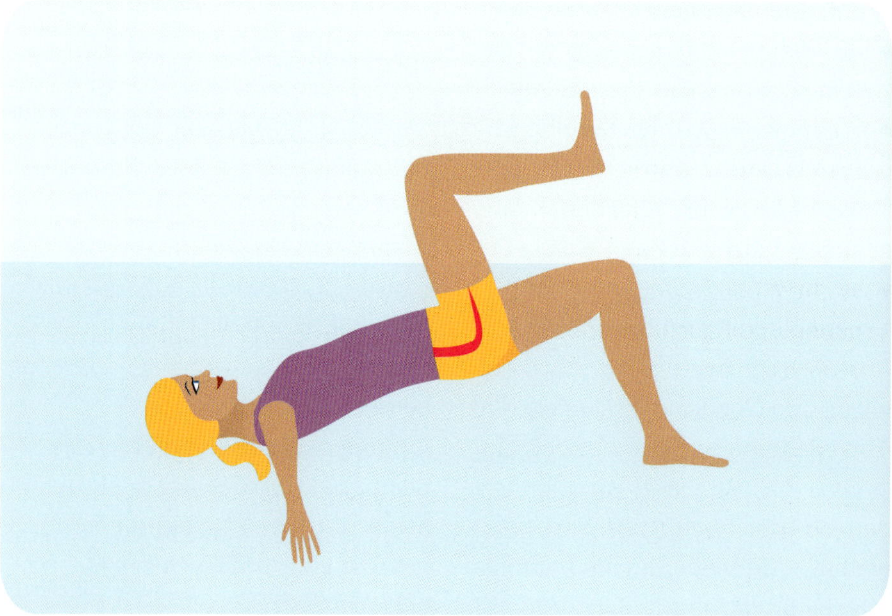

Übungseinheit 3: Back-Attack

- Heben Sie den Po so weit vom Boden ab, bis Rücken und Oberschenkel eine gerade Linie bilden. Die Knie sind dabei etwa eine Handbreit voneinander entfernt.
- Kontrollieren Sie, ob alle Muskeln fest sind. Besonders Po, Becken, Oberschenkel und der untere Rücken müssen unter Spannung sein.
- Nun wird ein Bein vom Boden abgehoben und angewinkelt, sodass zwischen Oberschenkel und Rumpf ein 90-Grad-Winkel entsteht. Genau wie zwischen Ober- und Unterschenkel – auch hier entsteht ein rechter Winkel.
- Aus dieser Position senken Sie den Po langsam in Richtung Boden.
- Wenn er ein paar Zentimeter über dem Boden ist, halten Sie kurz die Position, um ihn schließlich wieder aufwärts zu drücken.
- Wichtig: Ein angespannter Beckenboden und Bauch verhindern, dass der Rücken ins Hohlkreuz fällt.
- Wiederholen Sie den „Rücken-Drücker" insgesamt 12-mal. Nach einer kurzen Pause führen Sie die Übung nochmals durch. Diesmal heben Sie das andere Bein vom Boden ab. Pro Bein sind 2 bis 3 Sätze ideal.

Aufgepasst

Konzentrieren Sie sich bei der Übung besonders auf Ihr Becken. Es sollte nicht zu einer Seite abkippen. Korrigieren Sie sich immer wieder selbst. Wer sich bei dieser Übung zu sehr auf den Schultern abstützt, mogelt nicht nur, sondern schlimmer: Er belastet seinen Nacken. Das Gewicht sollte vielmehr durch die gesamte Rücken-, Rumpf- und Beinmuskulatur gehalten werden. Also den gesamten Körper immer anspannen und ständig kontrollieren.

Rückenschule

Der Körper ist grundsätzlich ganzheitlich zu betrachten. Wenn Sie also Schwächen oder gar Schmerzen im Rückenbereich haben, sollten Sie deshalb nicht nur die Rückenmuskeln isoliert stärken, sondern sich stets der gesamten Muskulatur der Rückseite widmen. Denn auch Po, Oberschenkel, Schultern und Nacken bilden eine untrennbare Einheit mit dem Rücken.

Rückenrutsche

Übungsablauf

- Legen Sie sich in Rückenlage auf eine weiche Unterlage. Die Beine liegen gestreckt auf dem Boden.
- Legen Sie ein zusammengerolltes Handtuch unter Ihre Fersen. Das dient im weiteren Übungsverlauf dazu, dass Sie besser über den Boden gleiten können.
- Die Arme werden ausgestreckt auf Schulterhöhe neben den Körper gelegt. Der Winkel zwischen den Armen und dem Oberkörper beträgt 90 Grad. Die Handflächen zeigen nach oben.
- Bringen Sie Spannung in den gesamten Körper. Spannen Sie besonders die Beine, den Po und den Rücken an. Allein durch diese feste Anspannung sollte sich der Po bereits ein paar Zentimeter vom Boden abheben.
- Jetzt werden die Füße auf dem Handtuch langsam in Richtung Po gezogen, bis sich die Fersen senkrecht unter den Knien befinden. Der Oberkörper und die Oberschenkel gehen dabei in einer geraden Linie nach oben.
- Im Anschluss strecken Sie die Beine aus, bis sie sich wieder in der Ausgangsposition befinden, der Po also ein paar Zentimeter über dem

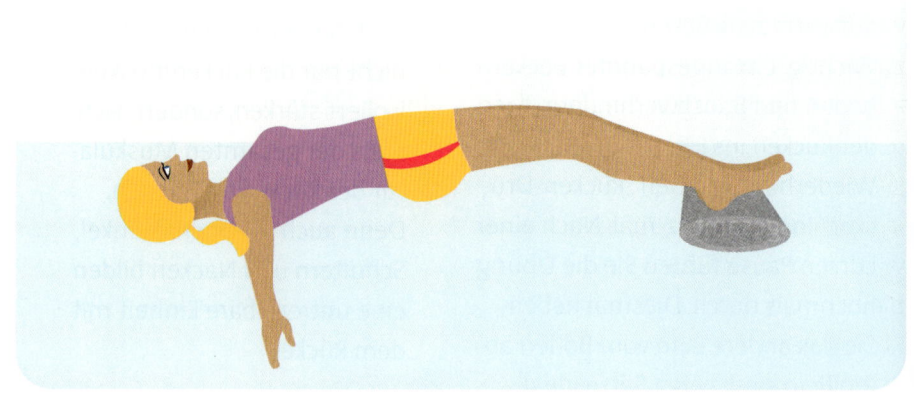

Boden schwebt. Legen Sie sich aber nicht mehr ganz ab.
- Rutschen Sie pro Satz ca. 15-mal hin und her. Üben Sie insgesamt 3 Sätze.

Variation

Fakt ist: Von nichts kommt nichts. Wer mag, kann daher die Übung wie folgt intensivieren und damit sein Training abwechslungsreicher und zugleich schwieriger gestalten: Wenn Sie sich in der Ausgangsposition befinden (ausgestreckt auf dem Rücken liegend und den Po ein wenig vom Boden abgehoben), heben Sie einfach ein Bein vom Boden ab und winkeln es so weit an, dass es in einem rechten Winkel zum Oberkörper steht. Auch das Bein selbst sollte rechtwinklig gebeugt sein, der Abstand zwischen Ober- und Unterschenkel also 90 Grad betragen. Und nun führen Sie die Übung wie gewohnt aus. Das am Boden befindliche Bein wird in Richtung Po herangezogen und wieder gestreckt. Das andere Bein bleibt angewinkelt in der Luft. Üben Sie 10 Wiederholungen und wechseln Sie anschließend das Bein, das in der Luft ist. Trainieren Sie je nach Trainingsniveau 1 bis 2 Sätze.

Aufgepasst

Die Knie sollen während der Übung maximal eine Handbreit voneinander entfernt sein. Achten Sie darauf, dass der Abstand nicht größer oder kleiner wird – das würde den Trainingseffekt verfälschen. Außerdem wichtig: Atmen Sie ruhig und gleichmäßig.

Trainingstipp

Fühlen Sie sich in Ihren Körper hinein und kontrollieren Sie, ob alle Muskeln fest sind und aktiv mitarbeiten. Probieren Sie, den Atem bewusst in die jeweilige Muskelregion zu lenken. Als Kontrolle können Sie auch während der Übung hin und wieder kurz die Hand auf den jeweiligen Muskel legen und spüren, wie fest er ist.
Im Anschluss können Sie Ihren Po dehnen: Stellen Sie sich dafür aufrecht hin. Heben Sie ein Bein angewinkelt vor Ihren Körper an und legen Sie beide Hände um das Knie. Ziehen Sie das Bein so weit wie möglich zum Oberkörper.

Fest & knackig

Apfel oder Birne? Geschmackssache! Nur was die Konsistenz angeht, herrscht Einigkeit: Der Po sollte schön fest und knackig sein. Schöner, straffer, schlanker ... Hier kommt ein Training mit Knack-Po-Garantie.

Poleposition

Übungsablauf

- Legen Sie sich in Seitlage auf eine Matte oder auf ein weiches Handtuch auf den Boden.
- Die Beine werden übereinander in einem rechten Winkel vor den Körper gelegt. Konkret: Zwischen Ober- und Unterschenkel sowie zwischen Oberschenkel und Rumpf befindet sich ein 90-Grad-Winkel.
- Die Arme haben bei dieser Übung erst einmal Pause: Der unten liegende Arm kann gerade gesteckt werden, sodass man den Kopf bequem darauf ablegen kann. Wer mag, kann sich aber auch auf dem Unterarm abstützen. Der obere Arm wird locker auf der Hüfte abgelegt.
- Nun wird das oben liegende Bein gerade nach vorn ausgestreckt. Der Fuß ist angewinkelt, sodass zwischen Fuß und Unterschenkel ein rechter Winkel entsteht.
- Aus dieser Position heraus wird das gestreckte Bein nach oben angehoben, bis man ein Kribbeln im Po spürt.
- Senken Sie danach das gestreckte Bein wieder langsam nach unten. Legen Sie es aber nicht ab, sondern halten es ein paar Zentimeter über dem Boden. Und wieder hoch.
- Insgesamt geht es 15-mal auf und ab. Üben Sie insgesamt 3 Sätze.

Variation

Kicken Sie sich zum Luxus-Po: Im Anschluss an die Ausgangsübung lassen Sie das obere Bein gestreckt und versuchen es jetzt so weit wie möglich nach vorn zu kicken. Holen sie vorher Schwung und kicken Sie mit voller Kraft, als würden Sie Ihre Nasenspitze berühren wollen. Das ki-

Übungseinheit 4: Fest & knackig

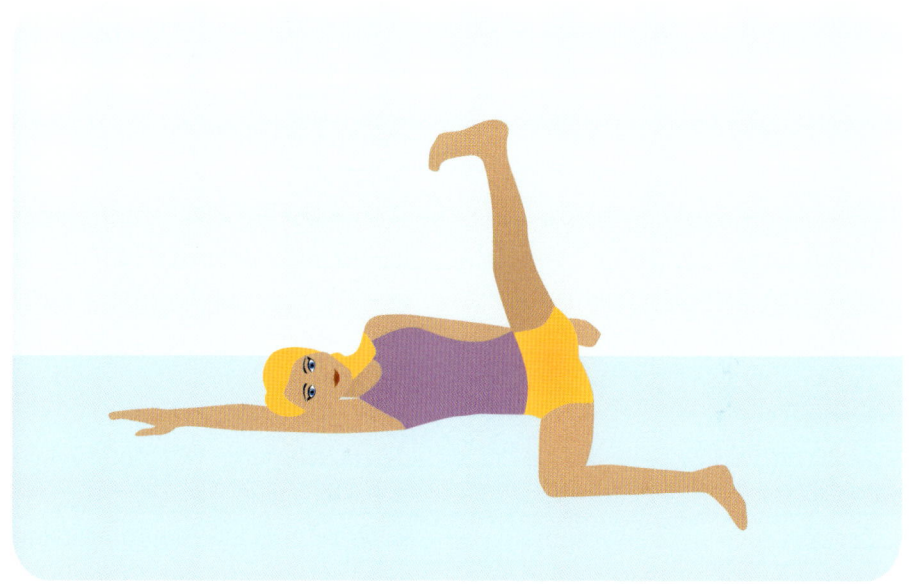

ckende Bein bleibt dabei immer gute 15 Zentimeter über dem Boden. Etwa 10 ordentliche Kicks bringen die Muskulatur so richtig auf Vordermann. Wichtig: Sie sollten zwar Schwung holen – achten Sie aber darauf, dass es nicht zu viel ist. Verlieren Sie nicht die Kontrolle. Der Muskel soll die Bewegung steuern.

Hilfsmittel

Schnallen Sie an ihre Fesseln zusätzliche Gewichte und führen Sie dann die Übung und die Variation durch. Für den Anfang genügt 1 Kilogramm. Wer mag, kann mehr nehmen. Tipp: Wer keine Beingewichte hat, nimmt eine alte Socke und befüllt sie mit Sand oder Reis. Die Socke wird zugeknotet und an die Ferse gebunden.

Trainingstipp

Führen Sie die Übung sehr langsam und kontrolliert aus – das intensiviert das Training. Grund: Bei zu schnellen Bewegungen passiert es leicht, dass man mit mehr Schwung denn mit Kraft arbeitet.

Po in Perfektion

Übungsablauf

- Stellen Sie sich gerade hin. Die Beine stehen parallel nebeneinander.
- Legen Sie nun ein zusammengefaltetes Handtuch unter einen Fuß. Dieses dient dazu, dass Sie später besser über den Boden gleiten können.
- Nehmen Sie die Hände jetzt in die sogenannte Gebetshaltung. Sprich: Drücken Sie die Handflächen vor der Brust gegeneinander. Die Fingerspitzen zeigen nach oben, die Unterarme sind parallel zum Boden. Diese Stellung wird während der gesamte Übung beibehalten.
- Überprüfen Sie, ob alle Muskeln ausreichend aktiviert sind: Rücken gerade, Kopf hoch, Schulterblätter zusammen, Bauch fest, Po kräftig angespannt.
- Jetzt kann es losgehen: Senken Sie den Po langsam in Richtung Boden. Schieben Sie gleichzeitig das Bein, das auf dem Handtuch steht, genauso langsam gestreckt zur Seite. Die Fußspitzen zeigen weiterhin nach vorn.
- Verlagern Sie beim Abwärtssenken einen Großteil des Körpergewichts auf das andere, sich beugende Bein.
- Gehen Sie so tief wie möglich, ohne dass Sie die Kontrolle verlieren oder das Gefühl haben, Sie würden gleich umfallen bzw. nicht mehr hochkommen.
- Wichtig ist, dass Sie mit dem Standbein nicht einfach nur in die Knie gehen, sondern den Po soweit wie möglich nach hinten schieben – etwa so, als würden Sie

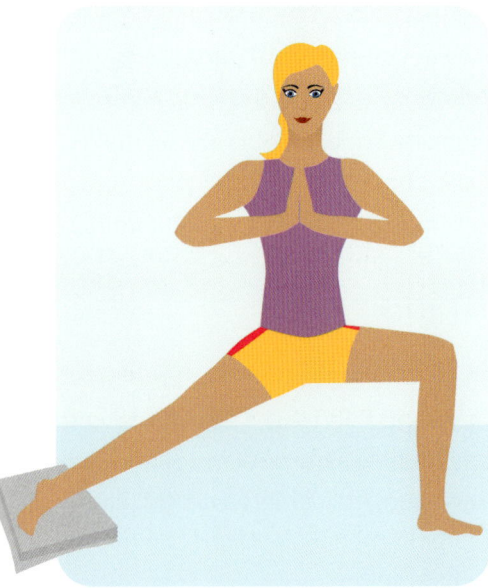

sich auf einen Stuhl setzen, der hinter Ihnen steht.
- **Wichtig:** Der Oberkörper darf nicht zu weit nach vorn kippen, sondern sollte möglichst unverändert seine Ausgangsposition beibehalten.
- Nun drücken Sie sich wieder nach oben. Das seitlich ausgestreckte Bein wird dabei herangezogen, bis es wieder parallel neben dem anderen steht.
- Wiederholen Sie die Übung etwa 12-mal und wechseln Sie dann das Bein.
- Pro Bein sind 2 bis 3 Sätze ideal.

Aufgepasst

Die Übung trainiert vorwiegend den Po und die Beine. Wie bei jeder anderen Übung auch ist es aber wichtig, dass Sie trotzdem den Bauch und den Rücken fest anspannen. Das stabilisiert Ihre Haltung, und Sie können die Übung exakter und effektiver ausführen. Besonders bei diesem Work-out ist eine feste Leibesmitte wichtig, da Sie sonst nach vorn kippen – und das wäre gemogelt. Gehen Sie wirklich tief nach unten. Wenn Sie ein Zwicken im Po merken, liegen Sie genau richtig.

Auf Streife!

Besonders in der Po-Region können durch Wachstum, Zunahme von Muskelmasse oder Gewichtsschwankungen sogenannte Dehnungsstreifen entstehen. Hierbei nimmt das Körpervolumen schneller zu, als sich die Haut ausdehnen kann; es kommt zu kleinen Rissen. Nicht schlimm. Aber auch nicht schön.
Mit Spezialcremes kann man den Streifenlook kaschieren und neuen Streifen vorbeugen. Diese Präparate arbeiten z. B. mit Milchproteinen und Birkenauszügen, die die Elastin-Produktion ankurbeln und das Stützgewebe kräftigen.
Auch gut: Eiskalte Güsse regen Durchblutung sowie Hautzellenerneuerung an und straffen das Bindegewebe. Dazu jeden Morgen mit einem kalten Wasserstrahl etwa 1 Minute in kreisenden Bewegungen Oberschenkel und Po abbrausen.

Mission Waschbrett

Die Leibesmitte ist das Zentrum der Sinnlichkeit, der Gefühle und der Intuition. Wer dieser Region noch mehr Ausdruck verleihen will, formt sie mit ein paar gezielten Übungen. Das Ergebnis: wohlgeformte, straffe Hügel und eine bezaubernd flache Silhouette.

Bauch weg

Übungsablauf

- Stellen Sie sich aufrecht hin. Hinter Ihnen steht ein Stuhl.
- Gehen Sie in den sogenannten Vierfüßlerstand. Knien Sie sich also auf den Boden, stützen Sie sich mit den Händen senkrecht unterhalb der Schultern auf dem Boden auf und beugen Sie die Ellenbogen ein wenig.
- Legen Sie nun aus der Vierfüßlerposition heraus die Füße auf die Sitzfläche des Stuhls. Die Zehen sind aufgestellt, sodass das Gewicht auf ihnen lastet.
- Die Beine sind gerade ausgestreckt und bilden mit dem Po, dem Oberkörper und dem Kopf eine gerade Linie.
- Aus dieser Haltung heraus lösen Sie jetzt ein Bein und ziehen das Knie langsam in Richtung Bauchnabel. Versuchen Sie, es möglichst weit nach vorn in Richtung Brust zu bewegen.

Gefahr aus der Mitte

Die „Mission Waschbrett" sorgt nicht nur dafür, dass Sie in Bikini oder Badehose eine tolle Figur machen. Sie trainieren sich zugleich gesund. Forscher fanden heraus, dass Fettanlagerungen am Bauch oft mit Herz-Kreislauf-Problemen einhergehen. Außerdem wurde festgestellt, dass sich Fettanlagerungen nicht nur in der Bauchdecke sammeln, sondern auch zwischen den Organen festsetzen und diese bei ihrer Arbeit behindern.

Übungseinheit 5: Mission Waschbrett

- Das angezogene Bein wird kurz in dieser Position gehalten und dann wieder zurückgestreckt, bis Sie es schließlich wieder auf dem Stuhl absetzen können.
- Im Anschluss ist das andere Bein an der Reihe. Wiederholen Sie das Ganze 10-mal pro Bein. Üben Sie 2 bis 3 Sätze.

Hilfsmittel

Geheimtipp: Wenn man statt eines Stuhls einen großen Sitzball verwendet, spricht man mit dieser Übung weitere, tiefer liegende Muskelketten an, die für die Balance im Körper zuständig sind.

Trainingstipp

Stellen Sie sich Ihren Körper wie ein Brett vor. Wer sich dieses Bild auf der inneren Leinwand visualisiert, dem fällt es leichter, auch wirklich alle Muskeln fest anzuspannen und die gestreckten Beine sowie den Oberkörper zu einer Linie zu formen.

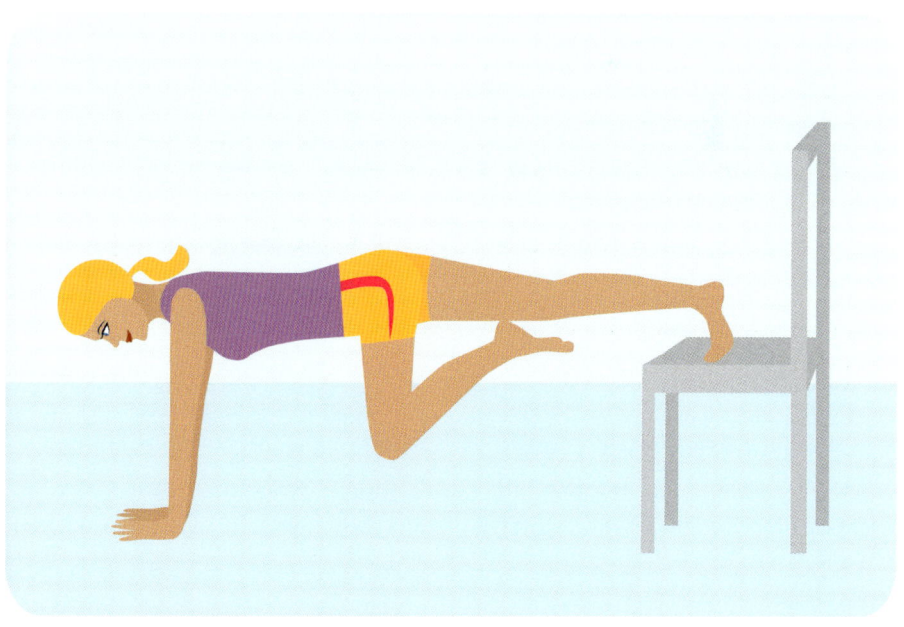

Bauch-Spezial

Übungsablauf

- Legen Sie sich in Rückenlage auf eine weiche Unterlage, z. B. eine Matte oder ein dickes Handtuch.
- Die Beine sind gerade ausgestreckt, die Fußspitzen zeigen nach oben.
- Stützen Sie sich nun auf Ihren Unterarmen ab, sodass sich die Schultern vom Boden lösen. Die Ellenbogen befinden sich senkrecht unter den Schultergelenken. Die Handflächen liegen auf dem Boden, die Finger zeigen zu den Füßen.
- Heben Sie nun den Po an. Und zwar so hoch, dass der Oberkörper und die ausgestreckten Beine eine gerade Linie bilden. Spannen Sie dabei sämtliche Muskeln maximal an.
- Lösen Sie ein Bein vom Boden und winkeln es an. Zwischen Oberschenkel und Rumpf sowie zwischen Ober- und Unterschenkel sollte ein Winkel von 90 Grad entstehen. Der Fuß des angezogenen Beins bleibt dabei unverändert: angezogen, mit Zehen in Richtung Himmel.
- Neigen Sie das angewinkelte Bein um 90 Grad seitlich nach außen. So weit, bis das Knie etwa 15 Zentimeter über dem Boden schwebt.
- Halten Sie diese Position und klappen Sie anschließend das Bein wieder hoch. Es ist, wie vorher, gerade vor Ihnen in der Luft angewinkelt.
- Strecken Sie das Bein wieder lang aus und setzen Sie den Fuß am Boden neben dem anderen ab.
- Wiederholen Sie die Übung mit dem anderen Bein.
- Trainieren Sie jede Seite 7-mal. Legen Sie dann eine Pause ein und üben Sie 1 bis 2 weitere Sätze.

Variation

Besonders wenn man das Training gerade erst begonnen hat, können einem die Übung und vor allem das seitliche Abklappen des angewinkelten Beins schwerfallen. Meist ist es auch anstrengend, die Hüfte in einer geraden Position zu halten, und es kommt zu Fehlhaltungen. Für den Anfang genügt es deshalb, das eine Bein anzuwinkeln, bis es einen 90-Grad-Winkel mit dem Rumpf bildet, und es dann wieder auszustrecken –

Übungseinheit 5: Mission Waschbrett

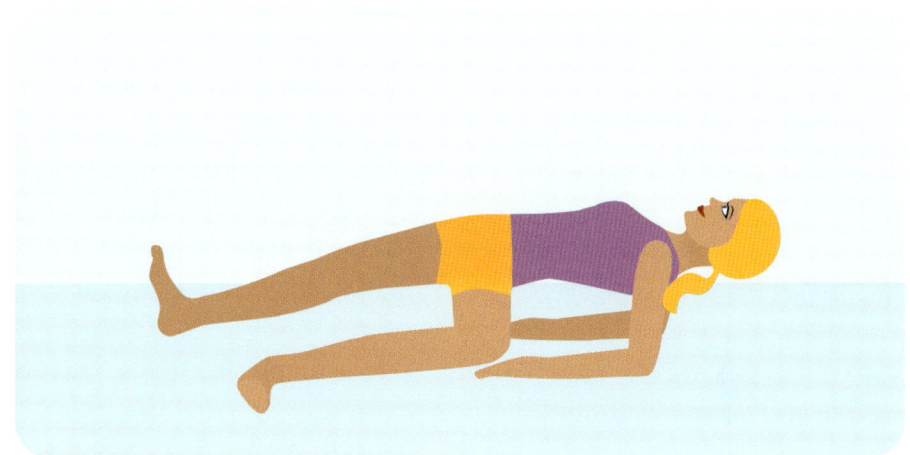

ohne es zusätzlich zur Seite abzukippen. Wenn Sie dies beherrschen, können Sie zur Grundübung weitergehen.

Aufgepasst

Beim seitlichen Abklappen des angewinkelten Beins kann es leicht passieren, dass man aus der Haltung gerät. Vor allem neigt man oft dazu, das Becken in sich zu verdrehen oder es zu einer Seite abkippen zu lassen. Konzentrieren Sie sich daher besonders darauf, dass die Muskulatur des Beckenbodens während der gesamten Übung fest angespannt ist. Ein kräftiger Unterleib kann eine Fehlhaltung verhindern. Eine weitere Schwachstelle ist bei vielen die Muskulatur von Rücken und Po. Diese muss aber unbedingt fest angespannt sein. Ob das der Fall ist, erkennt man daran, dass der Körper eine gerade Linie bildet und der Po nicht etwa herunterhängt.

Trainingstipp

Dehnen Sie zum Schluss Ihre Bauchmuskulatur. Legen Sie sich dafür auf den Rücken und machen Sie Ihre Beine lang. Führen Sie Ihre Arme hinter den Kopf und ziehen Sie sie ebenfalls in die Länge. Atmen Sie in die Dehnung hinein. Versuchen Sie, sich noch ein wenig länger zu machen.

Simplicity

Retro ist chic. In der Mode. Bei Möbeln. Und neuerdings auch beim Sport. Wer auf dem Weg zur Traumfigur eine ebensolche machen will, turnt daher mit den guten alten Trimm-dich-Klassikern. Liegestütz und Co. sind das hippste Training dieser Tage. Wirksamkeit bestätigt!

Liegestütz

Übungsablauf

- Legen Sie sich auf den Bauch und ziehen Sie die Fußspitzen an.
- Stützen Sie Ihre Hände seitlich neben dem Körper, etwa auf Brusthöhe, auf dem Boden auf.
- Po, Rücken, Beine, Bauch und Nacken – alle Muskeln sind jetzt fest unter Spannung. Der Körper (auch der Kopf!) bildet eine gerade Linie und ist fest wie ein Brett. Leichter wird es, wenn Sie die Unterschenkel nach oben strecken.
- Los geht es: Drücken Sie sich mit der Kraft der Arme nach oben. Schön weit hoch, bis die Arme fast ganz ausgestreckt sind. Wichtig: Drücken Sie die Arme nicht ganz durch, sondern stoppen Sie, wenn sie noch leicht gebeugt sind. Der Körper ist fest wie ein Brett.

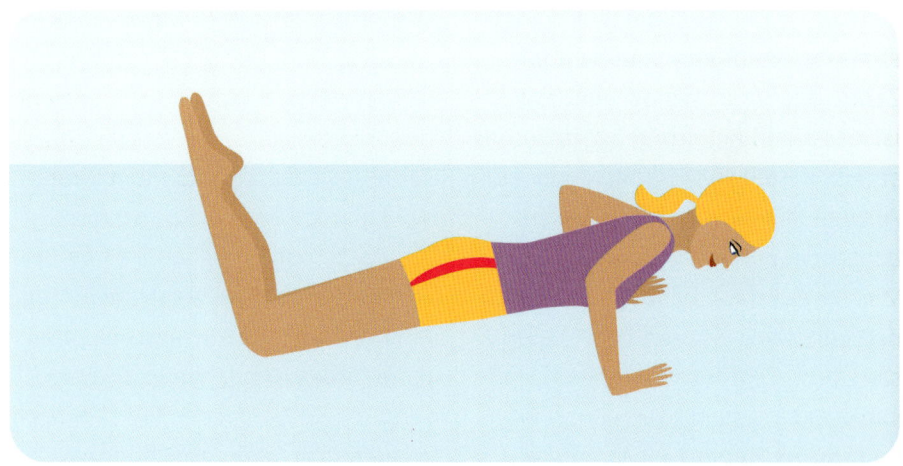

Übungseinheit 6: Simplicity

- Senken Sie den Oberkörper wieder abwärts und zwar so weit, dass die Nasenspitze fast den Boden berührt.
- Stemmen Sie sich 10-mal auf und ab, legen Sie eine kurze Pause ein und üben Sie mindestens 1 weiteren Satz.
- Wichtig: In der Ruhe liegt die Kraft. Drücken Sie sich daher immer schön langsam – aber dafür exakt und konzentriert – nach oben.

Variation

Echte Profis können folgende Variante üben: Führen Sie den Liegestütz wie gewohnt durch. Nur mit dem Unterschied, dass Sie beim Abwärtssenken des Oberkörpers ein Bein gestreckt vom Boden abheben. Etwa 25 Zentimeter – das genügt. Wichtiger ist, dass Sie den Körper insgesamt stabil und gerade halten und die Armarbeit weiterhin möglichst exakt durchführen.
Während Sie sich wieder nach oben drücken, senken Sie das Bein langsam ab. Geht es dann wieder abwärts, wird das andere Bein angehoben usw.

Hilfsmittel

Fast jede Übung kann man intensivieren, indem man sie auf ein zusätzliches Training der sogenannten Mikromuskulatur ausweitet. Darunter versteht man die tiefer liegenden Muskelstränge, die das Skelett stützen und die Balance im Körper halten. Turnen Sie dafür auf einem wackeligen oder instabilen Untergrund. Meistens tut es schon eine dicke Schaummatte oder ein zusammengerolltes Handtuch.
Das Liegestütz-Training wird z. B. wackeliger, wenn Sie die Hände nicht auf dem Boden, sondern auf einem Gymnastikball abstützen. Auch gut: Lassen Sie die Arme am Boden, stützen Sie dafür aber die Füße auf dem Ball ab. Der Effekt: Die Bauchmuskeln werden vermehrt angesprochen, weil sie dafür Sorge tragen müssen, dass der Körper in der Mitte bleibt und nicht mit dem Ball zur Seite rollt.

Aufgepasst

Achten Sie auf eine gute Körperspannung. Lassen Sie Ihre Schultern nicht durchhängen.

Bank

Übungsablauf

- Gehen Sie in den umgekehrten Vierfüßlerstand. Setzen Sie sich also auf den Boden und stützen die Hände neben dem Körper ab.
- Drücken Sie nun den Po nach oben, sodass Sie in die Brückenposition kommen. Zwischen Unter- und Oberschenkeln entsteht ein rechter Winkel, genau wie zwischen den ausgestreckten Armen und dem Rumpf. Die Knie sind etwa eine Faustbreit voneinander entfernt. Rumpf und Oberschenkel bilden eine gerade, waagerechte Linie.
- Vor allem Bauch-, Po- und Rückenmuskeln sollten extrem fest sein.
- Halten Sie diese Position etwa 15 Sekunden.
- Danach heben Sie einen Unterschenkel vom Boden ab und strecken ihn nach vorn. Die Zehen zeigen zur Decke. Der Oberkörper bildet mit dem ausgestreckten Bein eine gerade Linie. Nichts hängt!

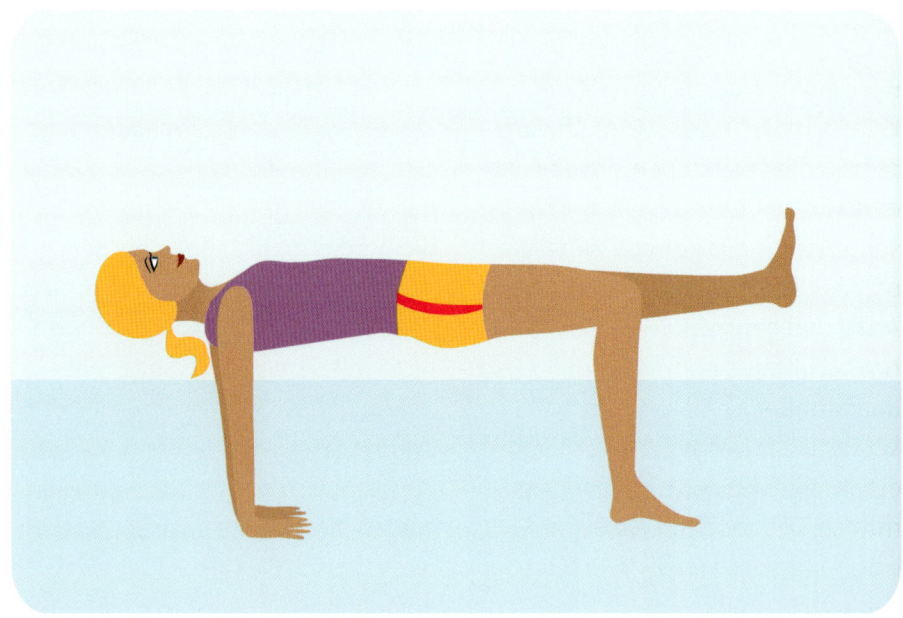

Der Rücken ist fest, der Po oben, Bauch und Beine sind angespannt. Überprüfen Sie sich selbst.
- Halten Sie diese Position etwa 10 Sekunden.
- Winkeln Sie danach das Bein wieder an, bis der Fuß auf dem Boden aufsetzt.
- Nun ist das andere Bein an der Reihe. Strecken Sie jedes Bein ca. 3-mal aus.
- Danach lösen Sie die Haltung, gönnen sich eine Pause und üben einen weiteren Satz.

Aufgepasst

Halten Sie idealerweise auch den Kopf in einer Linie mit dem Oberkörper und den Oberschenkeln, also mit dem Blick nach oben gerichtet. Besonders „Schreibtischtätern" fällt dies oft schwer, da aufgrund der starren Arbeitshaltung die Nackenmuskulatur wenig ausgeprägt ist. Bevor es zu unangenehmen Verkrampfungen kommt, können Sie den Kopf deshalb ein wenig nach vorn neigen. Wer mag, kann auch das Kinn auf der Brust ablegen und den Nacken auf diese Weise entlasten.

Trainingstipp

Wenn Sie bei dieser Übung ein unangenehmes Spannen oder Ziehen in der Schulter spüren, sollten Sie sich vorher unbedingt dehnen. Stellen Sie sich dafür seitlich an eine Wand und strecken Sie den an der Wand befindlichen Arm auf Schulterhöhe nach hinten aus. Die Handfläche drückt gegen die Wand. Der andere Arm hängt locker neben dem Körper. Drehen Sie den Oberkörper jetzt ein Stück von der Wand weg – aber nur so weit, dass eine leichte Spannung in der Schulter und im Oberarm zu spüren ist. Halten Sie diese Position 15 Sekunden und wechseln Sie dann den Arm.

Ganzheitlich

Klassische Trimm-dich-Übungen arbeiten oft ohne Hilfsmittel, also nur mit dem eigenen Körpergewicht. Der Vorteil: Ganze Muskelgruppen werden gleichzeitig angesprochen. Das Trainingsergebnis wirkt daher meist ästhetischer.

Bauch extrem

Der Bauch besteht aus 3 Muskelgruppen: den Längsmuskeln, der schrägen Muskulatur und den seitlichen Muskeln. Erst wenn alle gleichermaßen trainiert sind, entsteht aus einer weichen Leibesmitte ein straffes Vorzeigeobjekt. Ein stumpfes Wiederholen von Crunches genügt also nicht. Abwechslung im Trainingsplan ist wünschenswert und mit „Bauch extrem" ein Leichtes.

Grätsche intensiv

Übungsablauf

- Setzen Sie sich im Schneidersitz auf den Boden.
- Der Rücken ist dabei gerade, das Brustbein angehoben, der Blick geht nach vorn, die Schultern ziehen nach unten.
- Stützen Sie sich mit den Händen seitlich neben dem Po ab. Die Arme sind dicht am Rumpf, die Finger zeigen nach vorn (wenn sie ein bisschen nach außen zeigen, ist das auch okay).
- Drücken Sie sich nun mit den Händen vom Boden weg, sodass der Po ein paar Zentimeter über dem Boden schwebt. Das ist die Grundstellung.
- Grätschen Sie nun in einem Sprung die Beine auf, bis sie in V-Stellung gestreckt sind.

Office-Work-out

Nichtstun macht müde! Wer lange sitzt, z. B. im Büro, schuftet zwar mit dem Gehirn, der Körper bleibt aber meist ganz still. Die Folgen: Der Kreislauf schlafft ab, der Stoffwechsel arbeitet langsamer und irgendwann stellt auch das Gehirn auf Schlafmodus. Die „Grätsche intensiv" macht müde Muskeln wieder munter. Sie ist nämlich ein Mix aus Kraft und Ausdauer und bringt damit auch den schwächsten Kreislauf wieder auf Hochtouren. Plus: Fröhliches Grätschen hält auch an tristen Bürotagen bei Laune.

Übungseinheit 7: Bauch extrem

- Im Anschluss geht das Ganze wieder retour: Springen Sie also zurück in den Schneidersitz. Danach wieder grätschen usw.
- Der Po schwebt während der ganzen Übung über dem Boden; er setzt nicht auf!
- Grätschen Sie die Beine insgesamt 12-mal auf und wieder zu. 3 Sätze mit kurzen Pausen dazwischen sind ideal.

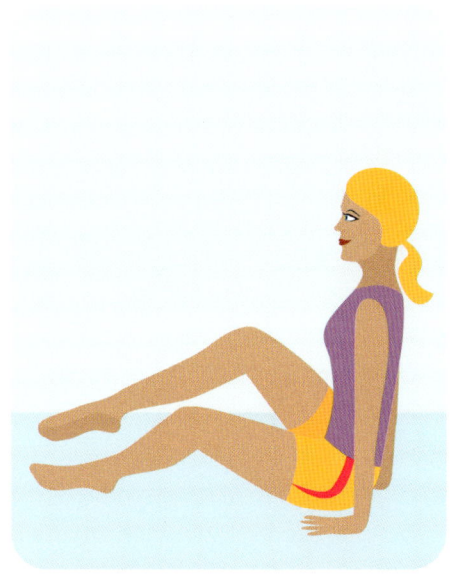

Aufgepasst

Die Übung erfolgt schnell. Dennoch sollten Sie achtgeben, nicht allein mit dem Schwung zu arbeiten, der durch die Geschwindigkeit entsteht, sondern mit Kraft. Wessen Füße beim Grätschen laut auf dem Boden aufschlagen, der mogelt. Denn führt man die Übung mit genügend Muskelkraft aus, können auch die Füße leise am Boden abgesetzt werden.

Trainingstipp

Die Übung beansprucht zum einen die Bauchmuskeln, trainiert zum anderen aber auch die muskuläre Aufrichtung des Rumpfs. Wichtig: Achten Sie darauf, dass der Rücken während der Übung gerade bleibt und sich durch eigene Kraft trägt und stabil hält. Das Gleiche gilt für die Brust. Sie ist aufrecht, und das Brustbein ist nach vorn gestreckt.

Übrigens: Wenn Sie Ihre seitliche Bauchmuskulatur noch zusätzlich straffen möchten, hilft eine einfache Dehnübung. Stellen Sie sich dafür aufrecht hin. Heben Sie den linken Arm an und neigen Sie sich mit dem Oberkörper und dem gestreckten Arm langsam zur rechten Seite. Halten Sie diese Position kurz und wechseln Sie dann die Seite.

Bauch-Booster

Übungsablauf

- Legen Sie sich in Rückenlage auf eine weiche Unterlage.
- Die Arme werden seitlich ausgestreckt neben dem Körper etwa auf Schulterhöhe abgelegt. Zwischen dem Rumpf und den Armen sollte ein rechter Winkel entstehen. Die Handflächen zeigen nach oben.
- Heben Sie nun die angewinkelten Beine an, sodass zwischen Oberschenkel und Boden ein Winkel entsteht, der etwas kleiner ist als 90 Grad.
- Klemmen Sie ein Kissen zwischen die Unterschenkel und pressen Sie es fest zusammen.
- Strecken Sie beide Unterschenkel nach vorn, bis sie eine gerade Linie mit den Oberschenkeln bilden. Die Bewegung findet nur im Kniegelenk statt. Die Oberschenkel bleiben fest in der Ausgangsposition.
- Nachdem Sie die Unterschenkel ausgestreckt haben, winkeln Sie sie wieder an. Aber nicht zu weit – etwa 45 Grad genügen.

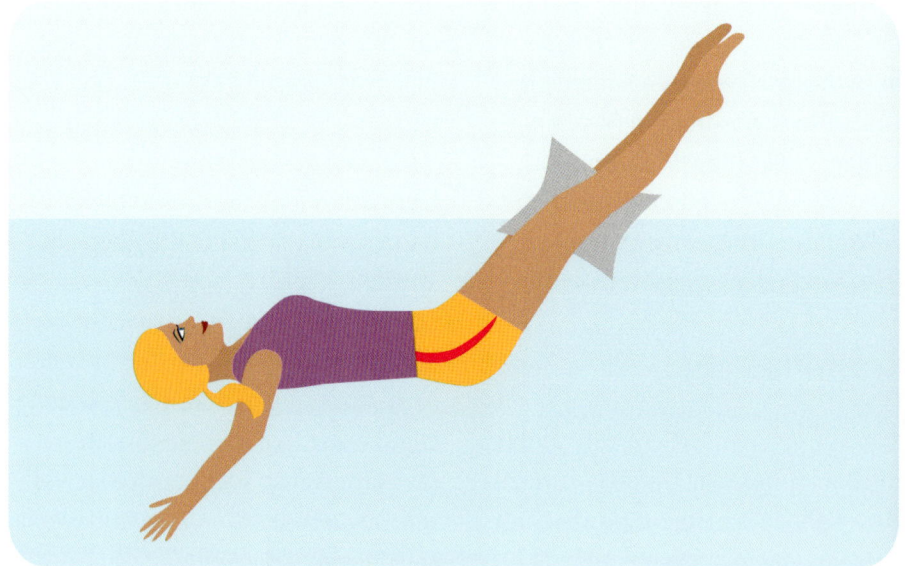

Handarbeit

Oft wird die Stellung der Handflächen beim Work-out vernachlässigt. Dabei ist auch diese ausschlaggebend für den Trainingserfolg. Abhängig von der Stellung der Handflächen ist nämlich auch die Aufrichtung der Brustwirbelsäule.

Probieren Sie es aus: Stellen Sie sich gerade hin und strecken Sie die Arme seitlich aus, bis sie sich etwa auf Schulterhöhe befinden. Drehen Sie nun beide Handflächen gleichzeitig einmal nach vorn und einmal nach hinten. Das Ergebnis: Je weiter Sie die Hände nach hinten drehen, die Handflächen also nach oben zeigen, desto mehr ziehen sich die Schulterblätter automatisch zusammen. Die Schultern senken sich, während sich die Brust hebt und die Haltung aufrechter wird.

Tipp: Wiederholen Sie diese Übung zwischendurch im Alltag – so können Sie immer wieder überprüfen, wie aufrecht Ihre Haltung ist.

- Übrigens: Die Winkel, in denen Sie die Beine positioniert haben, hängen jeweils davon ab, wie sicher Sie die Übung schon beherrschen. Wichtig ist, dass die Wirbelsäule während der gesamten Ausführung fest am Boden liegt. Sobald sich der Rücken vom Boden abhebt, müssen Sie die Beinposition so verändern, dass Sie wieder mehr Halt am Boden haben.
- Trainieren Sie 2 Sätze à 30 Wiederholungen.

Hilfsmittel

Das Training mit dem Kissen ist die eher sanfte Work-out-Variante und daher für Anfänger ideal geeignet. Wenn Sie den Trainingseffekt steigern möchten, können Sie sich einen großen Gymnastikball zwischen die Unterschenkel klemmen. Wer richtig fit ist, nimmt extra Beingewichte (bzw. mit Sand oder Reis gefüllte Socken), die man sich an die Fesseln schnallen kann.

Side-Effect

Wer A sagt, muss auch B sagen. Dieses Sprichwort gilt sogar fürs Bauchtraining. Für ein perfektes Waschbrett sind nämlich nicht nur die geraden Bauchmuskeln entscheidend, sondern vor allem auch die seitlichen. Die gute Nachricht für Frauen: Die seitliche Bauchmuskulatur formt die Silhouette zu Kurven, bei denen einem schwindelig wird. Aber auch Männer sollten diese Muskelgruppe nicht vernachlässigen. Ein männlicher Oberkörper in trainierter V-Form wird es Ihnen danken.

Ägypter

Übungsablauf

- Stellen Sie sich gerade hin und machen Sie mit einem Bein einen großen Schritt nach vorn. Der hintere Fuß steht nur noch auf dem Ballen, die Ferse zeigt hoch in die Luft. Das vordere Bein ist nicht durchgestreckt, sondern leicht gebeugt.
- Senken Sie nun mit geradem Oberkörper den Po gen Boden. Und zwar so weit, dass zwischen den Ober- und Unterschenkeln beider Beine ein Winkel von etwa 90 Grad entsteht.
- Wichtig: Das Knie des vorderen Beins darf nicht weiter vorn sein als die Fußspitze. Am besten stehen Knie und Ferse senkrecht übereinander. Zwischen das Knie des hinteren Beins und den Boden passt maximal eine Faust.
- Halten Sie diese Position kurz und nehmen Sie dabei die Arme in U-Haltung: Sie werden dafür zunächst gerade zur Seite, etwa auf

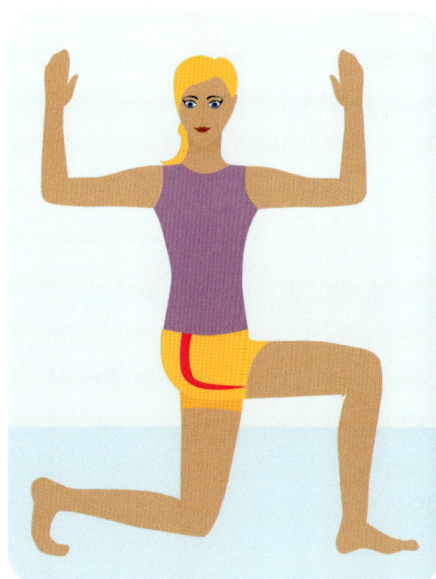

Schulterhöhe, ausgestreckt. Die Handflächen zeigen nach oben. Beugen Sie nun die Arme, sodass Unterarme und Fingerspitzen nach oben zeigen und zwischen den Ober- und Unterarmen ein rechter Winkel entstanden ist. Die Handflächen sind nach innen gerichtet.

- Halten Sie die Stellung 5 Sekunden lang, bevor Sie dann den Rumpf um 90 Grad zu einer Seite drehen. Auch diese Position wird weitere 5 Sekunden gehalten.
- Drehen Sie anschließend den Oberkörper zur anderen Seite und halten Sie auch hier für 5 Sekunden die Anspannung.
- Drehen Sie den Rumpf insgesamt 6- bis 8-mal hin und her.
- Danach haben Sie sich eine kleine Pause verdient, bevor es schließlich mit Satz 2 weitergeht.

Hilfsmittel

Wenn Sie zugleich die Arm-, Schulter- und Nackenmuskulatur trainieren möchten, können Sie ein Gewicht in jede Hand nehmen (z. B. eine gefüllte Wasserflasche) und bei maximaler seitlicher Rumpfdrehung versuchen, die Arme gerade zur Seite zu strecken und anschließend wieder zu beugen. Wie viel Gewicht für Sie ideal ist, finden Sie nur durch Ausprobieren heraus. Fest steht: Es darf nur so viel sein, dass Sie die Übung fehlerfrei ausführen können und Ihnen die Atmung weiterhin leichtfällt.

Aufgepasst

Achten Sie auf eine ruhige Atmung. Atmen Sie bei Anspannung aus und bei Entspannung ein.

Trainingstipp

Am besten führen Sie diese Übung vor einem Spiegel durch. So können Sie kontrollieren, ob Ihr Becken gerade ist. Es passiert nämlich leicht, dass es zu einer Seite abkippt und man in einer Fehlstellung trainiert. Achten Sie außerdem darauf, dass der Rücken gerade bleibt und die Drehung wirklich nur aus der seitlichen Rumpfmuskulatur heraus erfolgt. Auch der Po und die Beckenbodenmuskeln müssen fest sein, damit sich der Rumpf unabhängig davon bewegen kann.

Kick-up

Übungsablauf

- Setzen Sie sich auf den Boden. Die Beine sind gerade nach vorn ausgestreckt, die Zehen zeigen nach oben.
- Der Rücken ist fest und aufrecht. Der Winkel zwischen den ausgestreckten Beinen und dem Oberkörper beträgt 90 Grad. Der Kopf ist gerade, die Brust erhoben. Die Schulterblätter sind angespannt, dicht beieinander und ziehen weg von den Ohren.
- Jetzt werden die Hände zu Fäusten geballt, nebeneinander vor dem Körper gehalten und los geht's: Boxen Sie schnell und mit beiden Händen abwechselnd nach vorn und ziehen Sie dann den Arm kraftvoll wieder zurück. Stellen Sie sich vor, Sie würden gegen einen Boxsack schlagen.
- Insgesamt sollten Sie mindestens 20 Sekunden lang schnell und kraftvoll boxen.
- Danach kurz durchatmen und Pause machen, bevor 2 weitere Sätze folgen.

Aufgepasst

Bei der Übung „Kick-up" kann man leicht schummeln, indem man die Bewegungsenergie ausnutzt und dabei weniger mit eigener Kraft als mit

Kraft-Ausdauer-Mix

Bei dieser Übung darf man ruhig richtig aus der Puste kommen. Sie ist ein idealer Mix aus einer kurzen Ausdauereinheit und intensivem Muskeltraining. Der Kreislauf wird ordentlich gepusht, und die körpereigenen Kraftwerke (die Muskeln) laufen auf Hochtouren. Geben Sie volle Power.
Denn nichts geht mehr an die fiesen kleinen Fettreserven als ein Kraft-Ausdauer-Mix.
Übrigens: Die Übung eignet sich auch als kleiner Fresh-up fürs Büro. Wenn der Kreislauf im Keller ist (und die Laune auch), wecken 2-mal 20 Sekunden boxen neue Lebensgeister.

Schwung arbeitet. Kontrollieren Sie sich also selbst. Nur wer die Übung korrekt ausführt, kann gute Trainingsergebnisse in kurzer Zeit erzielen.

Wichtig ist außerdem, dass Rücken und Brust aufrecht bleiben und der Rumpf sich nicht unkontrolliert nach links und rechts bewegt. Die Bauchmuskeln müssen maximal angestrengt sein, um den Körper in der richtigen Position zu halten.

Trainingstipp

Die Schnelligkeit der Boxbewegung darf nicht nur durch den Schwung kommen. Allein der Muskel und die Kraft kontrollieren und beherrschen die Bewegung. Das gilt nicht nur für den Kick nach vorn, sondern besonders auch, wenn Sie die Arme wieder zurückziehen. Alles geschieht aus reiner Muskelkraft.

Unterbrechen Sie den Schwung, indem Sie manche Kicks nur kurz ausführen. Grundsätzlich darf niemals so weit nach vorn gekickt werden, dass der Arm ganz durchgestreckt ist – das mögen die Ellenbogengelenke nicht.

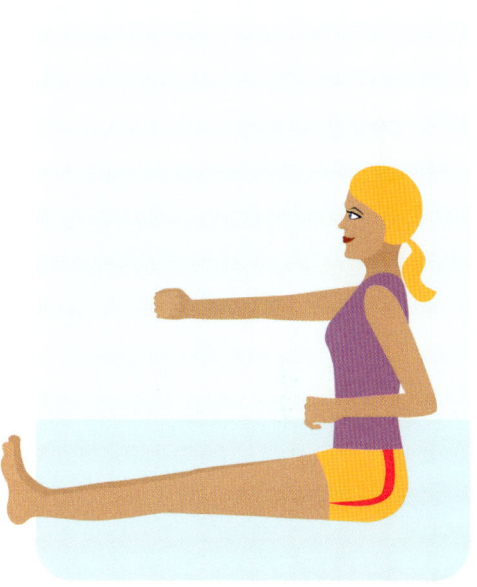

Nach dem Training freuen sich Ihre Arme über ein kurzes Dehnprogramm. Stellen Sie sich dafür aufrecht hin und heben Sie den rechten Arm senkrecht nach oben an. Winkeln Sie ihn an. Der Unterarm bewegt sich also nach hinten unten, sodass die Fingerspitzen den untersten Halswirbel berühren. Legen Sie zur Intensivierung der Dehnung die Hand des linken Arms auf den Ellenbogen des angehobenen Arms und üben Sie sanften Druck darauf aus. Bleiben Sie 10 bis 20 Sekunden in dieser Dehnposition. Wechseln Sie dann die Seite.

Balanceakt

Kraft ist Konzentration. Und umgekehrt. Den Beweis liefern die folgenden Übungen. Denn Sie schulen nicht nur das Gleichgewicht, die Stabilität und die Muskulatur des gesamten Körpers gleichermaßen. Sie verlangen auch dem Geist allerhand Anstrengung ab. Wer sich nämlich nicht konzentriert, wird schneller aus der Waagschale geworfen, als ihm lieb ist.

Stability

Übungsablauf

- Stellen Sie sich gerade hin und bauen Sie langsam Spannung in allen Muskeln auf.
- Heben Sie beide Arme gestreckt nach oben über den Kopf, bis sie mit dem Körper eine gerade Linie bilden. Die Handflächen zeigen zueinander, die Daumen nach hinten.
- Kontrollieren Sie, ob alle Muskeln fest sind. Der Körper ist starr wie ein Brett.
- Neigen Sie nun den Oberkörper nach vorn, während gleichzeitig ein Bein gestreckt nach hinten angehoben wird. Auch der Fuß ist gestreckt, sodass die Zehen nach hinten zeigen.
- Neigen Sie sich so weit in die Waagerechte, dass der gestreckte Körper parallel zum Boden ist. Von außen betrachtet, sieht er jetzt aus wie ein „T".

Rundum ausgeglichen

Körper, Geist und Seele bilden eine untrennbare Einheit. Wer sich geistig flexibel fühlt, ist meist auch äußerlich wendig und geschmeidig wie ein Kätzchen. Und wer innere Ruhe, Ausgeglichenheit und Muße besitzt, wird auch körperlich im Gleichgewicht sein.
„Stability" ist der beste Beweis dafür. Sie werden sehen: Wenn Sie innerlich unruhig sind, wird Ihnen die Übung schwerer fallen, als wenn die Seele rund ist.

Übungseinheit 9: Balanceakt

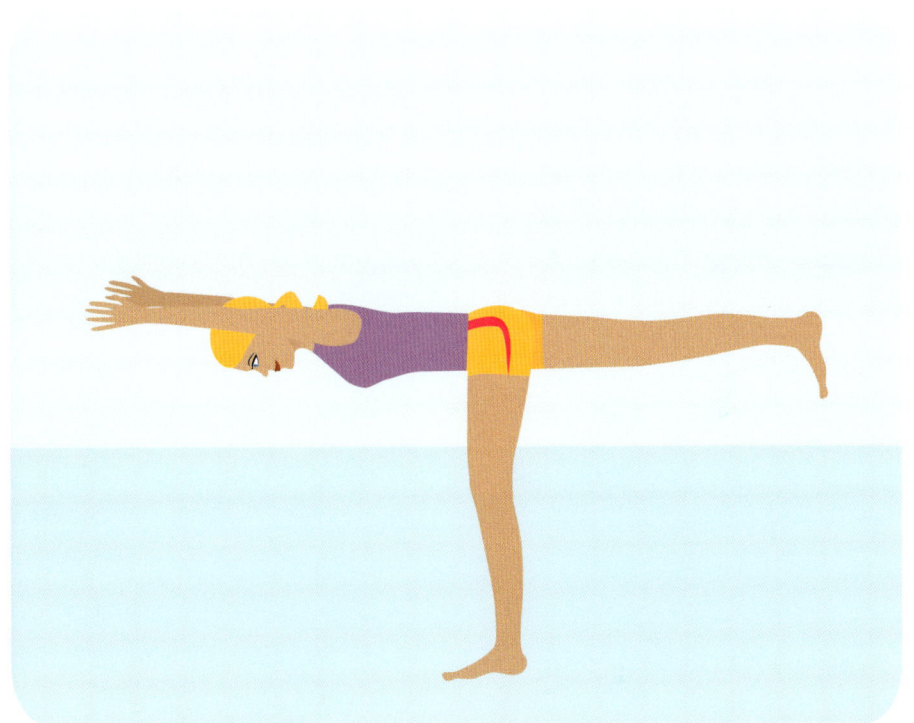

- Halten Sie diese Position so lange wie möglich, mindestens aber 20 Sekunden.
- Kehren Sie wieder langsam in die Ausgangsposition zurück. Lösen Sie auch die Arme und gönnen Sie sich eine kurze Pause.
- Wiederholen Sie die Übung. Dieses Mal heben Sie aber das andere Bein.
- Insgesamt sollten Sie pro Bein 4 Wiederholungen durchführen.

Variation

Ihnen fällt die Grundübung sehr leicht und Sie suchen die Herausforderung?
Dann üben Sie folgende Variation: Wenn Sie den Körper in die Waagerechte gebracht, also die „T-Position" eingenommen haben, gehen Sie ein Stückchen in die Knie und strecken anschließend das Bein wieder ganz aus.

Seitliche Waage

Übungsablauf

- Stellen Sie sich gerade hin und aktivieren Sie alle Muskeln. Gehen Sie jede Körperregion gedanklich durch.
- Heben Sie jetzt einen Arm gerade nach oben, bis er senkrecht über dem Kopf ist und eine gerade Linie mit dem Rest des Körpers bildet. Der Daumen zeigt nach hinten. Bevor es gleich losgeht, kontrollieren Sie, ob wirklich alles angespannt ist. Ihr Körper ist fest wie ein Brett.
- Neigen Sie den Rumpf zu der Seite, auf der Sie den Arm gestreckt haben. Der Arm geht mit der Neigung mit.
- Während Sie den Oberkörper neigen, heben Sie gleichzeitig das dem ausgestreckten Arm entgegengesetzte Bein vom Boden ab. Die Fußspitze ist gestreckt.
- Ziel ist es, dass der gestreckte Arm, der Rumpf und das angehobene

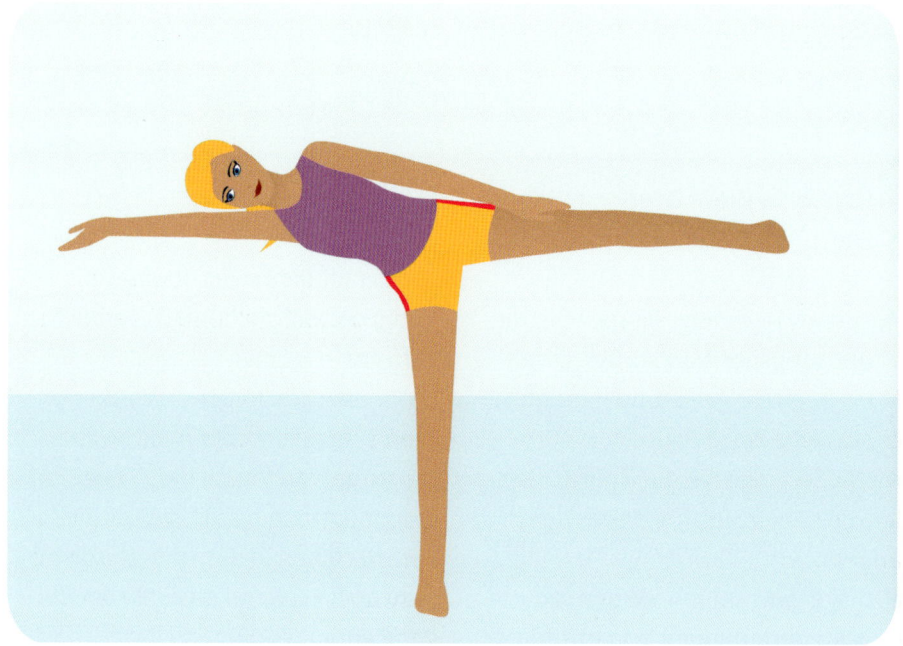

Übungseinheit 9: Balanceakt

Bein während der gesamten Neigung eine Linie bilden.
- Beugen Sie sich so weit hinunter, bis zwischen Oberkörper und Boden sowie zwischen dem angehobenen Bein und dem Boden ein rechter Winkel entstanden ist. Stellen Sie sich vor, dass von Ihrem Kopf bis zur Fußspitze eine Schnur gespannt wäre, die jetzt waagerecht zum Boden ist. Von außen betrachtet sieht der Körper wieder wie ein „T" aus.
- Halten Sie diese Stellung mindestens 15 Sekunden lang und kommen Sie dann langsam zurück in die senkrechte Ausgangsposition.
- Lösen Sie den Arm und legen Sie eine kurze Pause ein.
- Wiederholen Sie die „Seitliche Waage" nun auf der anderen Seite.
- Üben Sie 4 Sätze.

Aufgepasst

Machen Sie sich richtig lang. Versuchen Sie, alle Gliedmaßen so weit wie möglich zu strecken. Am besten stellen Sie sich vor, es würde Sie jemand an dem ausgestreckten Arm und dem angehobenen Bein auseinanderziehen. Dadurch werden mehr Muskeln angesprochen, und die Balance wird noch mehr trainiert.

Wackelpeter

Wenn Sie zu Anfang noch keine richtige Balance finden, umkippen oder den Oberkörper gar nicht soweit neigen können – machen Sie sich keine Sorgen. Auch Wackeln, Kippen oder Schwanken ist Schwerstarbeit für müde Muskeln. Denn das Austarieren des Körpergewichts fordert vor allem die kleinen Muskelstränge auf, miteinander zu arbeiten.

Trainingstipp

Wer schon geübt und standfest ist, fordert seine Muskeln aufs Neue heraus. Führen Sie die Übung einfach auf einem weichen, instabilen Untergrund aus, am besten auf einer dicken Schaumstoffmatte oder einem zusammengerollten Handtuch. Das macht auch den standfestesten Sportler wieder zum echten Wackelkandidaten und ist eine ideale Steigerung des Trainings.

Rücken intensiv

Ein gestärktes Rückgrat lohnt sich: aus optischen und gesundheitlichen Gründen. Denn ein kraftvoller Rücken beugt Bandscheibenvorfällen vor, korrigiert Fehlstellungen und verhindert Verspannungen.
Bonus: Aus psychologischer Sicht wirkt ein Mensch mit einer kräftigen Rückseite erwiesenermaßen ehrlich und zuverlässig.

Rückenbeuge

Übungsablauf

- Legen Sie sich mit dem Bauch auf den Boden, am besten auf eine weiche Unterlage.
- Die gestreckten Füße sind aneinandergedrückt, der Spann liegt komplett auf dem Boden auf. Die Beine sind ausgestreckt und liegen ebenfalls dicht nebeneinander.
- Legen Sie die Arme in U-Haltung auf den Boden. Sprich: Die zur Seite ausgestreckten Oberarme werden etwa auf Schulterhöhe neben den Körper gelegt. Zwischen den Oberarmen und dem Rumpf entsteht ein rechter Winkel. Die Unterarme werden ebenfalls angewinkelt, sodass zwischen ihnen und den Oberarmen ebenfalls ein 90-Grad-Winkel entsteht. Die Daumen zeigen zur Decke.
- Spannen Sie nun ihre Rückseite fest an: also Po fest machen, Rücken und Bauch anspannen, Schulterblätter zusammenpressen, Nacken aktivieren.
- Sie werden sehen: Allein das Anspannen bewirkt, dass sich die Beine und der Oberkörper leicht vom Boden abheben.
- Versuchen Sie jetzt, den Oberkörper und die Beine noch weiter nach oben zu bringen.
- Wenn die maximale Hebung erreicht ist, halten Sie die Position kurz und senken dann Beine und Oberkörper wieder ab. Allerdings nicht ganz bis zum Boden. Stoppen Sie einige Zentimeter vorher. Danach geht es wieder aufwärts.
- Insgesamt wiederholen Sie dieses Vorgehen mindestens 15-mal. 3 Sätze sind das Minimum.

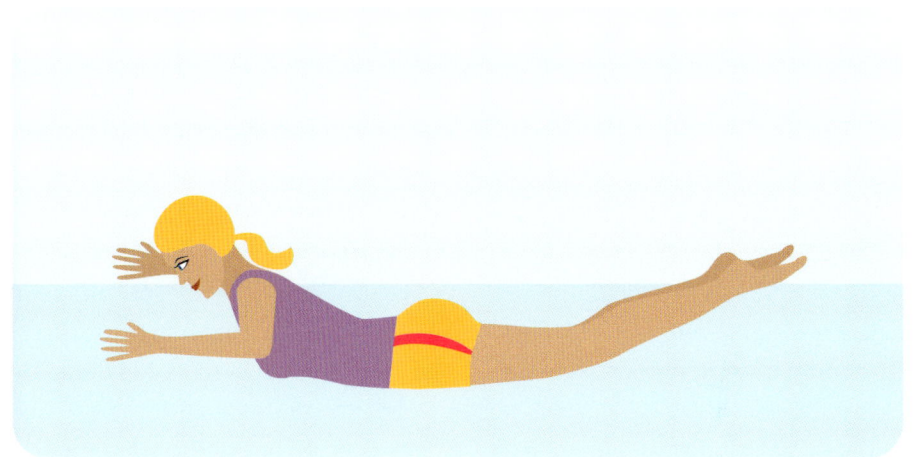

Variation

Nehmen Sie die Hände nicht in U-Haltung, sondern strecken Sie beide Arme gerade nach vorn. Die Daumen zeigen nach oben. Versuchen Sie nun, den Oberkörper nach oben und unten zu bewegen.

Hilfsmittel

Wem die „Rückenbeuge" sehr leichtfällt, erhöht den Schwierigkeitsgrad, indem er sich eine gefüllte 1-Liter-Wasserflasche in den Nacken legt. Diese wird mit den Händen festgehalten, die Ellenbogen sind auf Stirnhöhe. In dieser Haltung geht es auf und ab.

Noch anspruchsvoller wird diese Variation, wenn Sie in die gestreckten Arme jeweils ein Gewicht (z. B. eine gefüllte Wasserflasche) nehmen.

Aufgepasst

Bei der „Rückenbeuge" ist der ganze Rücken gefordert. Als Verlängerung der Wirbelsäule zählen dazu auch der Po sowie der Nacken- und Halsbereich. Kontrollieren Sie also, dass der Kopf nicht schlaff herunterhängt. Das Gleiche gilt für den Po und den unteren Teil der Wirbelsäule: Auch hier ist alles fest angespannt und trägt zur Hebung und Senkung von Beinen und Oberkörper bei.

Frosch

Übungsablauf

- Legen Sie sich auf den Bauch. Die Beine sind ausgestreckt. Die Hände liegen unter der Stirn, sodass die Handrücken gegen diese drücken. Die Arme sind angewinkelt, die Ellenbogen befinden sich etwa auf Stirnhöhe.
- Legen Sie aus dieser liegenden Position heraus ein Bein angewinkelt neben den Körper. Zwischen Oberschenkel und Rumpf entsteht ein rechter Winkel, ebenso zwischen Ober- und Unterschenkel des angewinkelten Beins.
- Heben Sie jetzt den Oberkörper vom Boden ab, der Blick geht weiterhin in Richtung Boden.
- Versuchen Sie, den Oberkörper so hoch wie möglich anzuheben. Halten Sie ihn kurz in dieser Position, bevor Sie ihn wieder absenken. Legen Sie ihn aber nicht auf dem Boden ab, sondern halten Sie kurz vor dem Boden an und bewegen Sie ihn dann wieder aufwärts.
- Wiederholen Sie diese Übung 15-mal. Üben Sie danach mit dem anderen Bein. 3 Sätze sind ideal.

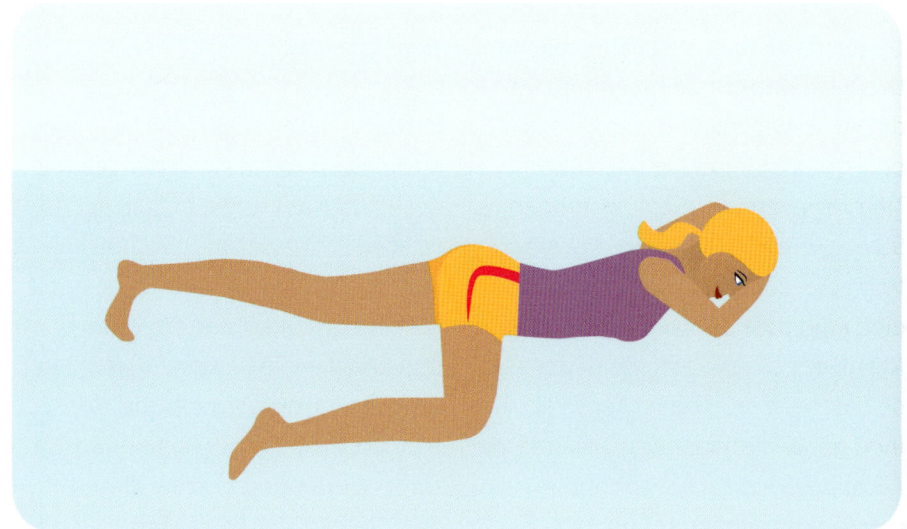

Aufgepasst

Dadurch, dass man bei dieser Übung vor allem die seitlichen Rückenmuskeln separat trainiert, kann es leicht passieren, dass sich der Rumpf verdreht oder eine Schulter tiefer herunterhängt als die andere. Wer dauerhaft mit solchen Fehlhaltungen trainiert, belastet schlimmstenfalls sogar seine Gelenke falsch. Kontrollieren Sie sich daher ständig selbst. Am besten, Sie legen sich mit dem Kopf vor einen Spiegel. Sie können ab und an hineinsehen und prüfen, ob der Rumpf noch gerade ist.

Trainingstipp

Die Schwierigkeit der Übung hängt davon ab, wie weit Sie das Bein neben sich anwinkeln. Je nach Ihrem Trainingsstand können sie mit dem Schwierigkeitsgrad spielen. Ungeübte legen das eine Bein z. B. nur in einem 45-Grad-Winkel neben sich. Man kann das Training dann im Laufe der Zeit in seiner Intensität staffeln, indem man zunächst einen Satz trainiert, bei dem man das eine Bein in einem 45-Grad-Winkel neben sich legt, danach einen Satz mit einem 90-Grad-Winkel zwischen Oberschenkel und Rumpf und zum Schluss nochmals einen Durchgang mit einem 45-Grad-Winkel.

Sportliche Altersvorsorge

Das Alter hat seine ganz eigenen Gesetze: Während die Ohren erwiesenermaßen immer größer werden, wird der Mensch insgesamt kleiner. Das Schrumpfen liegt vor allem auch daran, dass die Bandscheiben zwischen den Wirbeln immer dünner werden und die Wirbelsäule mehr und mehr in sich zusammensackt. Wenn uns die Wirbelsäule nicht mehr trägt, sind die Muskeln, die sie umgeben, umso mehr gefragt. Ein stabiles muskuläres Skelett entlastet den Knochen und besonders auch die Bandscheiben. Regelmäßiges Rückentraining ist daher die beste Altersvorsorge.

Schulter-Show

Die Schultern und der Nacken zählen zu den Endpunkten unserer Wirbelsäule und sind daher für eine gesunde Haltung ebenso wichtig wie der Rest des Rückens. Beauty-Bonus: Eine ausgeprägte Schultermuskulatur richtet die Haltung noch mehr auf und sieht noch selbstbewusster aus.

Hut ab!

Übungsablauf

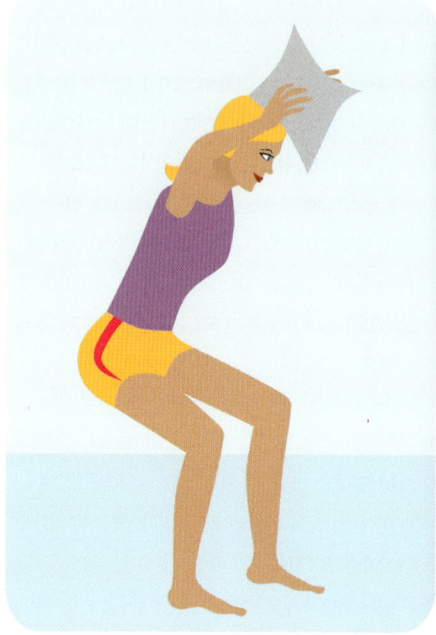

- Stellen Sie sich aufrecht hin. Die Beine sind etwa schulterbreit geöffnet, die Füße stehen parallel nebeneinander und zeigen nach vorn.
- Jetzt wird der Po abwärts gesenkt. Bewegen Sie ihn dabei allerdings nicht einfach senkrecht nach unten, sondern schieben Sie ihn ein wenig nach hinten. Stellen Sie sich vor, Sie würden sich auf einen imaginären Stuhl setzen, der hinter Ihnen steht. Der Oberkörper beugt sich dabei leicht nach vorn, bleibt aber in sich gerade und stabil. Besonders der Bauch ist fest.
- Gehen Sie mit dem Po nur so weit nach unten, wie Sie die Position kontrolliert halten können.
- Nehmen Sie nun ein Kissen in die Hände und strecken Sie beide Arme gerade über den Kopf, bis sie sich in Verlängerung des vorgebeugten Oberkörpers befinden. Die Daumen zeigen dabei nach oben. Profis können auch schwerere Gegenstände benutzen, etwa 1 oder 2 gefüllte Wasserflaschen.

Übungseinheit 11: Schulter-Show

- Ziehen Sie jetzt die Arme in Richtung Kopf. Die Ellenbogen werden dabei angewinkelt und gehen nach außen. Strecken Sie anschließend die Arme wieder langsam nach vorn aus, bis sie sich in der Ausgangsstellung befinden. Tipp: Stellen Sie sich vor, das Kissen oder die Flasche in Ihrer Hand wäre ein Hut, den Sie auf- und absetzen. Der Blick geht dabei zum Boden.
- Wiederholen Sie das Strecken und Beugen der Arme mindestens 15-mal. Nach einer kurzen Pause folgen 2 weitere Sätze.

Variation

Setzen Sie sich auf einen Stuhl oder besser einen Gymnastikball (der wackelt mehr). Neigen Sie den Oberkörper so weit nach vorn, bis Sie mit Bauch und Brust auf den Oberschenkeln aufliegen. Nehmen Sie nun wieder ein Kissen oder etwas Schwereres in die Hände, strecken Sie die Arme nach vorn gerade über den Kopf und ziehen Sie sie wieder an (Hut auf – Hut ab!). Wichtig ist, dass sich die Schulter und Brustpartie selbstständig trägt und maximal aufrichtet.

Aufgepasst

Es kann bei dieser Übung leicht passieren, dass man den Po und die Lendenwirbelsäule zu weit nach hinten herausstreckt und dadurch ins Hohlkreuz fällt. Daher ist es wichtig, dass die untere Bauch- und die Beckenbodenmuskulatur fest sind. Denn spannt man diese Gegenspieler der Rückenmuskulatur an, bleibt auch der Rücken gerade.

Bürostuhl-Work-out

Keine Zeit fürs Training? Diese Ausrede zieht nicht mehr. Viele Übungen kann man nämlich in den Alltag einbauen.
Beispiel: Setzen Sie sich nicht, wie gewohnt, auf den Bürostuhl, sondern senken Sie den Po etappenweise ab. Konkret: Bewegen Sie ihn ein Stückchen in Richtung Sitzfläche, verharren Sie kurz, gehen Sie noch ein Stückchen tiefer usw. Das bringt den Kreislauf in Schwung und macht jeden „Schreibtischtäter" wieder munter.

Kopfstand light

Übungsablauf

- Setzen Sie sich auf den Boden. Hinter Ihnen steht ein Stuhl.
- Stützen Sie sich mit den Unterarmen auf einer Unterlage ab. Die Handinnenflächen liegen am Boden, die Finger zeigen nach vorn.
- Legen Sie die Knie auf der Sitzfläche des Stuhls ab.
- Der Po ragt dabei weit nach oben in die Luft, sodass er den höchsten Punkt des Körpers bildet.
- Versuchen Sie, mit den Unterarmen und dem Oberkörper so nah wie möglich an den Stuhl heranzurutschen. Ideal ist es, wenn Oberkörper und Unterarme eine gerade, senkrechte Linie bilden.
- Der Kopf bildet die Verlängerung der Wirbelsäule, er zeigt also nach unten. Der Blick geht in Richtung Stuhl. Der Rücken ist gerade.
- Prüfen Sie, ob alle Muskeln fest angespannt und aktiv sind. Je mehr Sie die Muskeln anspannen, desto mehr entlasten Sie den Druck, der auf den Unterarmen lastet.
- Sobald alles fest ist und Sie sich sicher fühlen, lösen Sie ein Knie vom Stuhl und strecken es langsam gerade nach oben.
- Diese Übung lehnt an einen Kopfstand an. Versuchen Sie, das Bein so gerade wie möglich nach oben zu strecken. Im Idealfall bilden Unterarme, Oberkörper und das gestreckte Bein eine gerade, senkrechte Linie.
- Halten Sie das Bein einige Sekunden lang gestreckt und senken Sie

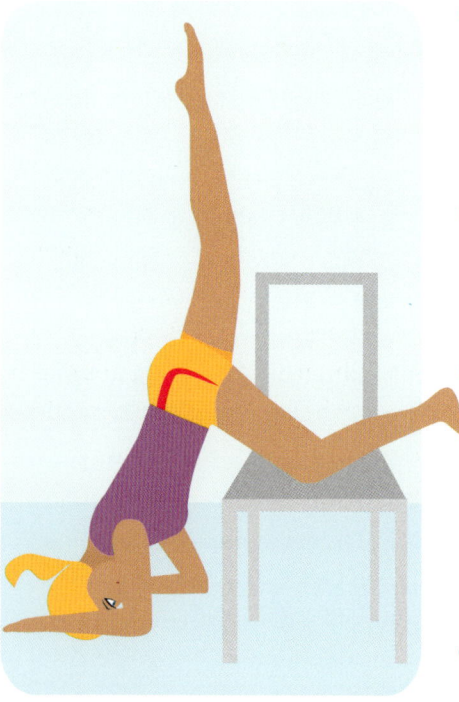

Mut und Konzentration

Nach den alten Lehren und Überlieferungen bekannter Yogalehrer hat der Kopfstand eine ganz besondere energetische Wirkung. Er soll zum einen die sexuellen Energien im Körper stimulieren und zum anderen auch das energetische Augenbrauen- und Scheitelzentrum ansprechen. Letztere sorgen wiederum für mehr Mut und Konzentration. Grund: Der Blutfluss wird in die Kopfpartie gelenkt, sodass alle Kapillaren mit einem Schwall aus Sauerstoff und Energie versorgt werden.

Übrigens: Wer es nicht ganz in den Kopfstand schafft, aber dennoch etwas von dieser Energie abhaben will, kann zwischendurch (im Stehen oder Sitzen) den Kopf gen Boden neigen. Sie werden sehen: Die Lebensgeister schießen Ihnen in den Kopf!

es dann wieder ab, bis das Knie auf dem Stuhl aufliegt.
- Im Anschluss daran wiederholen Sie den Ablauf mit dem anderen Bein.
- Jedes Bein geht 10-mal auf und ab. Lösen Sie anschließend die Haltung, legen Sie eine kurze Pause ein und üben Sie mindestes 1 weiteren Satz.

Hilfsmittel

Etwas wackeliger und damit auch trainingsintensiver wird die ganze Angelegenheit, wenn Sie anstelle eines Stuhls einen großen Gymnastikball verwenden. Sie können, wie gewohnt, die Knie auf dem Ball ablegen. Profis stützen sich dagegen nicht auf den Knien ab, sondern auf den Füßen. Die Beine werden dann, so gut es geht, gestreckt und sehen bestenfalls wie ein umgekehrtes „V" aus. Führen Sie die Übung aus dieser Position heraus, wie oben beschrieben, aus.

Trainingstipp

Anfängern wird beim „Kopfstand light" viel Mut abverlangt. Geben Sie trotzdem nicht auf.

Blickfang Schultern

Egal, ob Mann oder Frau: An einer starken Schulter fühlt sich jeder wohl. Die Gelenkverbindungen in den Schultern werden außerdem hauptsächlich muskulär geführt – anders als z. B. in der Hüfte, wo Bänder stabilisieren. Je stärker die Muskulatur, desto mehr entlastet sie das Gelenk. Eine ausgeprägte Schultermuskulatur beugt daher Beschwerden optimal vor.

Schulter-Lift

Übungsablauf

- Legen Sie sich mit dem Rücken auf eine Schaumstoffmatte oder ein weiches Handtuch.
- Die Beine sind gerade ausgestreckt, die Füße sind angezogen, sodass die Zehen nach oben zur Decke zeigen. Drücken Sie die Fersen fest in den Boden.
- Winkeln Sie jetzt die Arme so an, dass Sie sich auf ihren Unterarmen abstützen. Der Oberkörper und der Kopf heben dabei ab und bilden eine gerade Linie. Die Handinnenflächen liegen auf dem Boden, die Finger zeigen zu den Füßen.
- Aktivieren Sie sämtliche Muskeln des Körpers. Vor allem der Po, der Bauch und der Rücken sollten fest sein.
- Heben Sie den Po so weit vom Boden ab, dass Beine und Oberkörper eine gerade Linie bilden. Stellen Sie sich vor, der Körper wäre ein Brett: fest und starr. Diese Haltung behält er während der gesamten Übung bei.
- Heben Sie nun den Körper (das Brett) möglichst weit an, wobei die Bewegung nur aus den Schultergelenken kommt. Alles andere bleibt unverändert fest.
- Senken Sie den Körper wieder ab, bis er einige Zentimeter über dem Boden schwebt.
- Üben Sie 3 Sätze à 15 Auf- und Abbewegungen.

Aufgepasst

Achten Sie darauf, dass sich der Oberarm gerade unter dem Schulterge-

Übungseinheit 12: Blickfang Schultern

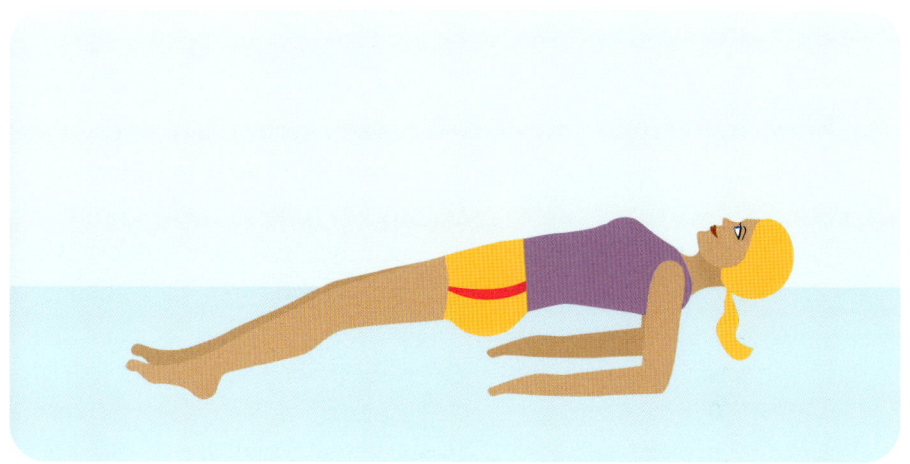

lenk befindet. Er sollte weder zu weit davor noch zu weit dahinter sein – das würde das Schultergelenk nur unnötig belasten.
Wie bei jeder Übung ist es auch hier wichtig, dass die Wirbelsäule immer schön gerade und aufrecht ist. Viele Einsteiger neigen dazu, ins Hohlkreuz zu fallen. Das verhindert man am besten, indem man Bauch- und Beckenbodenmuskulatur maximal anspannt.

Geschmeidig

Was sich liebt, das streckt sich. Stretching und Dehnungsübungen werden beim Sport allerdings oft unterschätzt. Schade. Denn wenn die Muskeln zu kurz kommen, wird der ganze Mensch steif.
Zwischen den Trainingseinheiten sollte man daher hin und wieder ein paar Dehnungsphasen einführen – so bleibt die Muskulatur geschmeidig. Noch besser: Widmen Sie eine ganze Trainingseinheit nur dem Stretching. Strecken Sie dabei wirklich jeden Muskel. So bleiben Sie geschmeidig wie ein Kätzchen.

Armbeuge

Übungsablauf

- Legen Sie sich auf den Bauch. Hinter Ihren Füßen steht ein Stuhl.
- Stützen Sie sich mit den Händen auf einer weichen Unterlage senkrecht unter den Schultergelenken ab. Die Arme sind etwa schulterbreit geöffnet und gerade gestreckt, die Finger zeigen nach vorn oder zueinander.
- Legen Sie die Knie auf die Sitzfläche des Stuhls. Der Po ragt dabei weit nach oben und bildet den höchsten Punkt des Körpers.
- Versuchen Sie, mit den Unterarmen und dem Oberkörper so nah wie möglich an den Stuhl heranzurutschen. Idealposition: Oberkörper und Unterarme bilden eine gerade, senkrechte Linie. Die Arme werden aber nicht ganz durchgestreckt, sondern sind immer leicht gebeugt.
- Der Kopf bildet eine Verlängerung der Wirbelsäule. Sprich: Er zeigt gerade nach unten, der Blick geht in Richtung Stuhl.
- Prüfen Sie, ob alle Muskeln fest angespannt und aktiv sind. Fallen Sie nicht ins Hohlkreuz, sondern spannen Sie Rücken und Bauch fest an.
- Sie fühlen sich sicher? Dann versuchen Sie, den Kopf in Richtung Boden zu senken. Die Arme und Ellenbogen beugen Sie dabei ähnlich wie beim Liegestütz. Sobald Sie kurz über dem Boden angekommen sind, drücken Sie sich allein mit der Kraft der Arme wieder hoch. Die Arme sind nun fast (!) durchgestreckt.
- 7 langsame Wiederholungen und 3 bis 4 Sätze sind optimal.

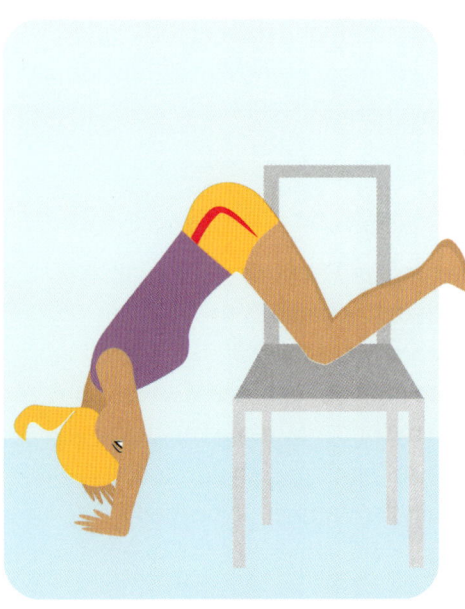

Variation

Wer mit dieser Übung spielend leicht zurechtkommt, kann folgende Variante ausprobieren. Strecken Sie ein Bein gerade in die Luft, wenn Sie auf dem Stuhl knien. Wichtig: Arme, Oberkörper und das gestreckte Bein sollten eine gerade Linie bilden. Senken Sie nun den Rumpf, wie in der Grundübung beschrieben, mindestens 10-mal auf und ab. 1 bis 2 Sätze genügen. Üben Sie dann mit dem anderen Bein.

Profis können übrigens anstelle des Stuhls auch einen Gymnastikball verwenden – das fordert noch mehr Balance.

Aufgepasst

Übungen, die kopfüber ablaufen, eignen sich nicht unbedingt für jedermann. Probieren Sie eine Einheit aus. Wenn Sie sich nicht wohlfühlen oder Ihnen gar schwindelig wird, verzichten Sie lieber auf dieses Work-out. Auch wer Bluthochdruck oder grünen Star hat, sollte lieber auf die „Armbeuge" verzichten bzw. das Training mit einem Arzt besprechen.

Schulter-Stretch

Dehnen Sie zum Schluss Ihre Schultern, indem Sie sich hinstellen und selbst umarmen. Legen Sie dafür die Hände jeweils auf der entgegengesetzten Schulter ab. Die rechte Hand ruht also auf der linken Schulter und umgekehrt. Ziehen Sie nun beide Ellenbogen auf Höhe der Brust sanft nach vorn. Spüren Sie der Dehnung Ihrer Schultern nach. Halten Sie den „Schulter-Stretch" etwa 20 Sekunden lang.

Trainingstipp

Je näher Sie mit dem Oberkörper an den Stuhl herankommen, je senkrechter also die Linie zwischen Oberkörper und Armen ist, desto intensiver wirkt das Training. Die Übung greift die Grundidee des Handstands auf. Echte (aber wirklich nur echte!) Profis können also versuchen, an der Wand einen Handstand zu machen und sich dann aus den Armen heraus hinunter- und hochzudrücken.

Hollywood-Work-out

Hollywoodstars wie Madonna oder Cameron Diaz haben es vorgemacht. Wohl definierte Arme liegen im Trend und sehen – bei Männern und Frauen – sexy aus. Mit etwas Disziplin und dem folgenden Work-out können auch Sie schon bald aussehen wie ein Celebrity.

Arm-Arbeit

Übungsablauf

- Stellen Sie sich gerade hin und setzen Sie einen Fuß einen Schritt weit nach vorn.
- Achten Sie darauf, dass alle Muskeln mitarbeiten. Der Bauch ist also fest, der Beckenboden unter Spannung, Beine und Po sind angespannt. Ziehen Sie die Schultern tief und heben Sie den Brustkorb an.
- Heben Sie die angewinkelten Arme vor dem Körper an, sodass die Oberarme parallel zum Boden und die Unterarme parallel zum Oberkörper sind. Zwischen Unter- und Oberarmen entsteht also ebenso ein rechter Winkel wie zwischen Oberarmen und Rumpf.
- Drücken Sie nun Unterarme und Hände gegeneinander. Die Finger zeigen nach oben.
- Schieben Sie die Unterarme senkrecht nach oben – mindestens so weit, bis die Ellenbogen auf Höhe der Nasenspitze sind.
- Halten Sie diese Position wenigstens 20 Sekunden lang. Lösen Sie danach

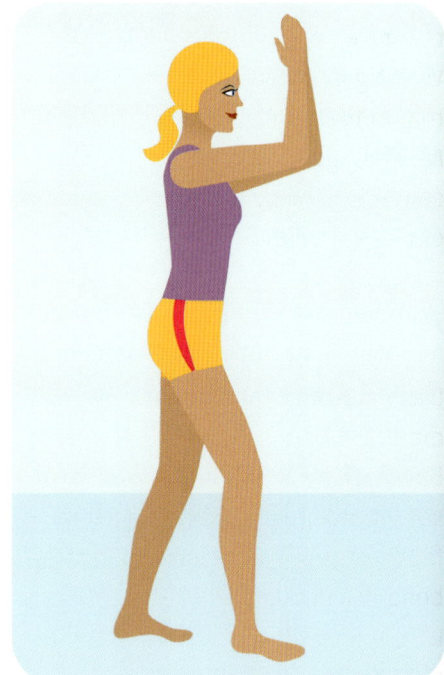

die Anspannung, legen Sie eine kurze Pause ein und wiederholen Sie dann die Übung. Diesmal geht das andere Bein einen Schritt vor.
- Üben Sie insgesamt 4 Sätze.

Hilfsmittel

Wenn Sie zusätzliches Gewicht in die Hände nehmen, verstärken Sie den Trainingseffekt. Für den Anfang genügt 1 Kilo (z. B. eine gefüllte 1-Liter-Wasserflasche). Wenn Sie sich fitter fühlen, können sie natürlich auch mehr Gewicht nehmen.
Wichtig ist, dass man den Körper immer aufs Neue herausfordert. Die Muskeln gewöhnen sich nämlich sehr schnell an die Übung und das eingesetzte Gewicht.

Aufgepasst

Diese Übung beansprucht nicht nur die Armmuskeln, sondern auch den Bauch. Daher ist es wichtig, dass dieser mitarbeitet. Wer ins Hohlkreuz fällt, hat den Bauch und den Beckenboden nicht ausreichend angespannt. Diese Muskeln sind nämlich die Gegenspieler des Rückens.

Beckenbodentraining

So überprüfen und trainieren Sie die Anspannung des Beckenbodens: Stellen Sie sich hin. Die Hände ruhen derart auf dem Unterbauch, dass die Handballen an den Hüftknochen und die Fingerspitzen zueinander gewendet auf dem Schambein liegen. Ziehen Sie jetzt das Schambein in Richtung Nabel. Der obere Rücken und die Brust bleiben dabei aufrecht. Wenn die Handflächen senkrecht zum Boden stehen, haben Sie die maximale Beckenaufrichtung erreicht.

Trainingstipp

Stellen Sie sich vor, dass Ihre Finger an einer Schnur befestigt sind, die jemand gerade nach oben zieht. Es ist nämlich sehr wichtig, dass die Arme kerzengerade nach oben geschoben werden. Nur so wird bei der Übung auch die Bauchmuskulatur optimal beansprucht.

Trizeps total

Übungsablauf

- Setzen Sie sich auf einen möglichst schweren Stuhl oder Sessel, der nicht umkippt.
- Stützen Sie die Handballen seitlich neben den Beinen auf der vorderen Kante der Sitzfläche ab. Wer mag, kann mit den Fingern die Sitzkante umfassen – das gibt mehr Halt.
- Rutschen Sie nun mit dem Po an die vordere Kante der Sitzfläche.
- Die Füße sind fest auf dem Boden, die Zehen zeigen nach vorn. Ober- und Unterschenkel bilden einen Winkel von mindestens 90 Grad. Je größer dieser Winkel ist, je weiter Sie die Füße also nach vorn strecken, desto schwieriger wird die Übung.
- Lösen Sie nun den Po von der Stuhlkante, sodass er knapp vor dem Stuhl in der Luft schwebt und nur durch die Kraft der Arme gehalten wird.
- Senken Sie den Po senkrecht nach unten, indem Sie die Arme beugen.

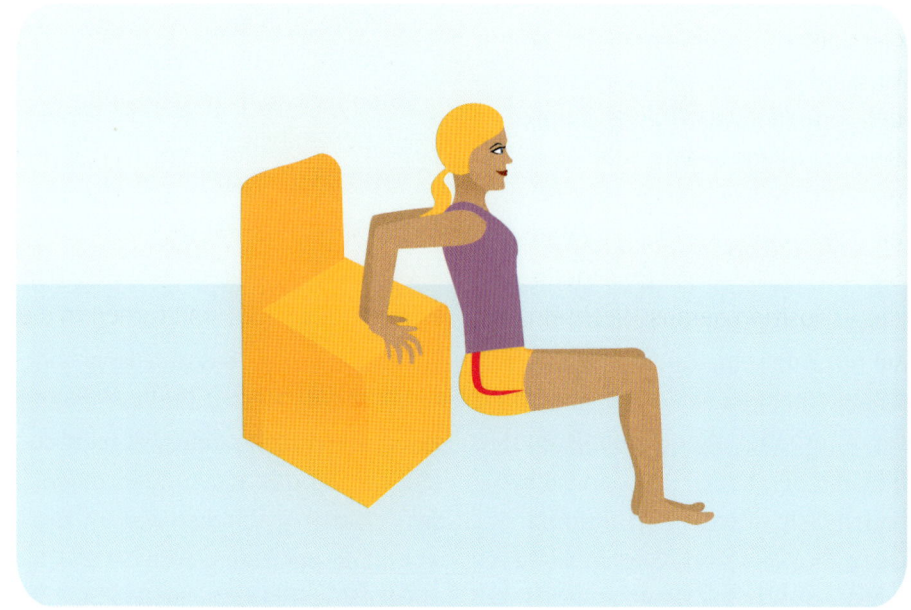

Gehen Sie nur so weit hinunter, bis die Arme einen rechten Winkel erreicht haben. Drücken Sie sich anschließend wieder nach oben, bis die Arme fast (!) durchgestreckt sind.

- Wiederholen Sie diese Bewegung 15-mal, schütteln Sie Ihre Arme kurz aus und üben Sie 3 neue Sätze.

Variation

Profis können ihr Work-out noch intensivieren. Nehmen Sie dafür die in der Grundübung beschriebene Ausgangsposition ein: Die Hände befinden sich an der Sitzfläche des Stuhls, die Beine bilden einen 90-Grad-Winkel, der Po wird vom Stuhl abgehoben. Strecken Sie nun allerdings ein Bein gerade nach vorn, und zwar so weit, dass Ober- und Unterschenkel eine gerade Linie bilden. Wiederholen Sie die Auf- und Abbewegungen aus dieser Position heraus. Wechseln Sie das Bein. Ihre Muskeln werden erst zittern, aber schon bald wachsen.

Hilfsmittel

So richtig schön fest und athletisch geformt werden die Arme besonders

> **Relax**
>
> Gönnen Sie sich nach dem Training einen Tag Pause. Der Körper braucht diese Zeit zur Regeneration und zum Muskelaufbau. Denn der Muskel wächst nicht beim Training, sondern danach, während Sie schon gemütlich auf dem Sofa sitzen. Das Gleiche gilt für die Fettverbrennung: Der Körper verbrennt, während Sie nichts mehr tun. Pausen sind daher genauso wichtig wie das Training selbst.

dann, wenn Sie beim Training neben dem großen Muskel, dem Trizeps, auch die vielen kleinen Muskelstränge ansprechen, die in Ihrem Arm sind. Das geht am besten, indem Sie auf einem wackeligen Untergrund turnen. In diesem Fall tauscht man den Stuhl einfach gegen einen Gymnastikball aus und führt die Übung wie gewohnt aus. Dadurch, dass der Ball ein wenig hin und her rutscht, sind die vielen kleinen Muskeln des gesamten Arms gefordert, den Körper auszugleichen.

Kurven-Training

Core-Training hat schon die deutsche Nationalelf zum Erfolg geführt. Eifern Sie den Profifußballern nach und stabilisieren Sie auch Ihren „Kern" (= core). Die nachfolgenden Übungen sind ans Core-Training angelehnt und stärken vor allem die Körpermitte, d.h. den Beckenboden, den Bauch und die Taille. Und das ist nicht nur für Fußballer sinnvoll.
Das Ergebnis: Ihr gesamter Körper wird gekräftigt, Ihre Haltung verbessert, und Sie tanken neue Energie.

Kurvenstar

Übungsablauf

- Legen Sie sich seitlich auf den Boden. Bequemer ist es, wenn Sie eine Matte unterlegen.
- Strecken Sie den unteren Arm lang über dem Kopf aus und legen ihn ebenfalls auf dem Boden ab. Der andere Arm kann auf dem Po abgelegt oder – das macht die Übung leichter – mit der Hand vor der Brust auf dem Boden abgestützt werden.
- Beide Beine liegen aufeinander in einem 90-Grad-Winkel vor Ihnen auf dem Boden. Die Fußspitzen sind angezogen, sodass sich je-

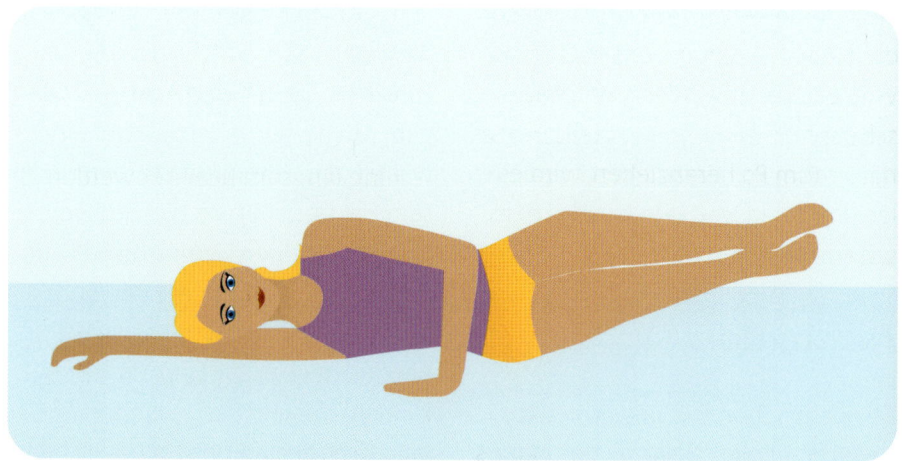

weils der Fuß im rechten Winkel zum Unterschenkel befindet.
- Versuchen Sie nun, aus dieser Position heraus die Beine etwa 3 bis 4 Fäuste breit vom Boden abzuheben. Senken Sie sie wieder ab, bis sie knapp (!) über dem Boden sind.
- Die Knie bleiben während der Übung dicht beieinander. Auch an den rechten Winkeln wird nichts verändert.
- Wiederholen Sie die Auf- und Abbewegung etwa 15-mal. Legen Sie danach eine kurze Pause ein und trainieren Sie den „Kurvenstar" noch 2-mal.

Variation

Sie können den Schwierigkeitsgrad der Übung variieren, indem Sie den Winkel zwischen Ober- und Unterschenkel ändern. Wenn Sie die Beine näher zum Po heranziehen, wird es leichter. Je größer der Winkel, desto schwieriger.

Aufgepasst

Wichtig ist, beim Anheben der Beine darauf zu achten, dass der Rumpf fest am Boden liegen bleibt. Es passiert nämlich leicht, dass man zur Rückseite umkippt oder den ganzen Rumpf dreht, anstatt die Beine separat anzuheben. Es sollen nur die Bauch- und Taillenmuskeln arbeiten. Der restliche Körper hat Pause. Besser, Sie heben die Beine erst nur ganz wenig an. Wichtiger ist, dass Sie die Übung korrekt durchführen.

Zittern

Zittern gehört zum Training. Es ist ein Zeichen dafür, dass der Muskel aktiv mitarbeitet. Nur so wird er an seine Grenzen gebracht und kann wachsen. Allerdings sollte man das Zittern auch als Zeichen von Erschöpfung anerkennen.
Wenn der Muskel also zu zittern beginnt, sollte das Training langsam beendet werden. Trainieren Sie nicht etwa in das Zittern hinein, sondern machen Sie lieber noch 2 Wiederholungen, um dann die Übung zu wechseln. Wer es übertreibt, riskiert einen Muskelkater.

Side-Crunch

Übungsablauf

- Stellen Sie sich aufrecht hin. Die Beine sind etwa schulterbreit geöffnet, die Füße zeigen nach vorn.
- Korrigieren Sie zunächst Ihre Haltung: Alle Muskeln sollten jetzt fest sein. Der Rücken ist gerade und angespannt, die Bauchmuskeln stützen den Rumpf, der Po ist fest und die Brust aufrecht.
- Strecken Sie einen Arm gerade über den Kopf, die Hand können Sie zur Faust ballen oder ebenfalls ausstrecken, sodass der Daumen nach hinten zeigt. Den anderen Arm beugen Sie im rechten Winkel an und ballen auch hier die Faust.
- Los geht's: Ziehen Sie den ausgestreckten Arm seitlich neben dem Körper nach unten. Das Knie der gleichen Seite ziehen Sie gleichzeitig seitlich am Körper hoch. Ellenbogen und Knie treffen sich schließlich etwa auf Nabelhöhe. Und wieder auseinander – bis Bein und Arm gestreckt sind. Achtung: Am besten ist es, wenn Sie den Fuß dabei nicht oder nur ganz leicht auf dem Boden aufsetzen.
- Wiederholen Sie diese Bewegung mindestens 30-mal. Wechseln Sie dann die Seite. Üben Sie je Seite 3 Sätze.
- Die Bewegung sollte schnell geschehen. Damit erzielen Sie ein ideales Kraft-Ausdauer-Training. Arbeiten Sie aber unbedingt mit Energie und Muskelkraft – nicht mit Schwung.

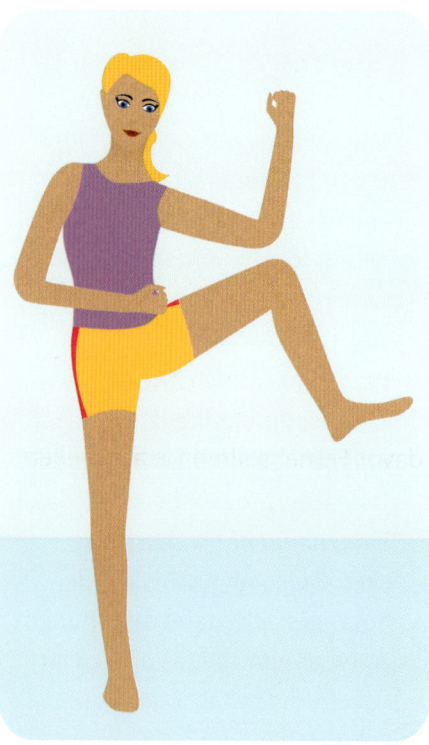

Variation

Ein bisschen Abwechslung schadet nie – auch beim Training. Mit folgender Variation wird das Work-out besonders kurzweilig: Führen Sie die Übung wie gewohnt durch, nur führen Sie diesmal nicht das Knie und den Ellenbogen der gleichen Seite zusammen, sondern den entgegengesetzten Arm und das entgegengesetzte Bein. Das fordert nicht nur den Körper, sondern auch den Geist: Koordination, Motorik und Beweglichkeit sind gefragt.

Hilfsmittel

Wer die nötigen Kraftreserven hat, intensiviert das Training mit Gewichten: Schnallen sie 1-Kilogramm-Beingewichte (oder mit Reis befüllte Socken) an die Fesseln und nehmen Sie in jede Hand eine 1-Kilogramm-Hantel (oder eine 1-Liter-Wasserflasche).

Aufgepasst

Die Übung sollte vor allem die Taille und die seitlichen Bauchmuskeln beanspruchen. Achten Sie also darauf, Ellenbogen und Knie neben dem Körper zusammenzuführen und nicht davor. Ferner sollten Sie achtgeben, trotz der Geschwindigkeit nicht ins Wanken zu geraten und die Übung immer noch kontrolliert auszuführen. Während die eine Seite des Bauchs arbeitet, stabilisiert die andere Seite den Rumpf und tariert auf diese Weise den Körper aus.

Ruhe, bitte!

In der Ruhe liegt bekanntlich die Kraft. Auch beim „Side-Crunch". Wer bei Übungen wie dieser, einem Mix aus Schnelligkeit und Muskelarbeit, laut auf den Boden stampft, schummelt. Denn das deutet darauf hin, dass man den Fuß nicht kontrolliert und unter Anspannung auf den Boden fallen lässt.
Oder haben Sie schon mal einen athletischen Zirkusartisten erlebt, der mit den Füßen laut auf den Boden knallt? Echte Sportler sind so leise und so kräftig wie eine Raubkatze.

Schlanke Linie

Rundungen sind schön – vor allem, wenn sie straff sind. Das gilt besonders für die Region um die Hüfte und den seitlichen Bauch. Gefestigte seitliche Rumpfmuskeln schenken außerdem eine schöne Haltung.

Seitliche Wippe

Übungsablauf

- Legen Sie sich seitlich auf den Boden.
- Winkeln Sie den unten liegenden Arm so an, dass Sie sich auf Ellenbogen und Unterarm abstützen können. Der Unterarm und die Finger zeigen in Blickrichtung nach vorn, der Daumen nach oben. Der andere Arm wird seitlich neben dem Körper in die Luft gestreckt, bis er auf Schulterhöhe ist. Halten Sie ihn während der ganzen Übung in dieser Position.
- Die ausgestreckten Beine liegen übereinander, sodass sie mit dem Rumpf und den Schultern eine gerade Linie bilden.
- Bauen Sie Spannung auf: Der Po ist fest, Bauch, Beckenboden, Rücken und Nacken sind angespannt.

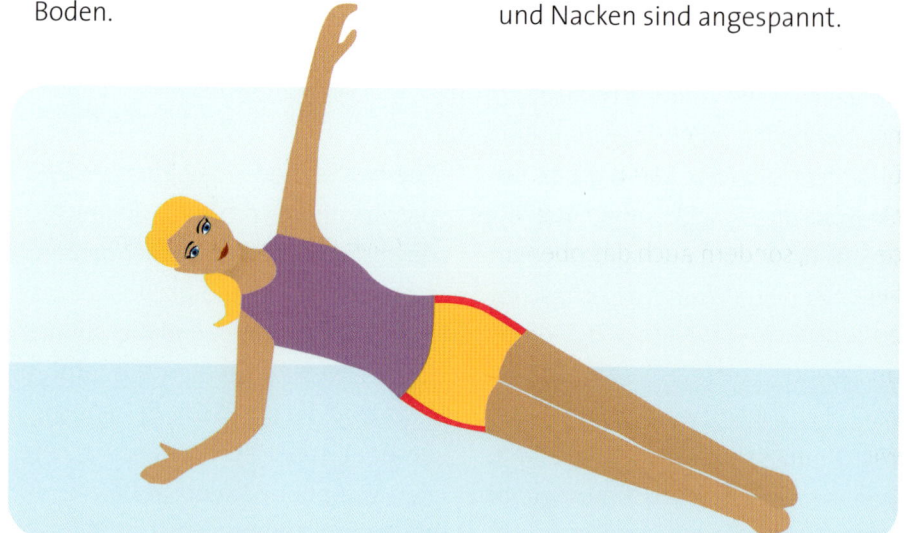

Übungseinheit 15: Schlanke Linie

- Heben Sie den Po vom Boden ab und schieben ihn so weit wie möglich nach oben. Halten Sie die Position kurz.
- Führen Sie den Po nun wieder abwärts, bis er fast (!) auf dem Boden aufsetzt.
- Von oben betrachtet, bleiben Beine und Rumpf weiterhin eine gerade Linie, nur dass Sie den Po auf- und abbewegen.
- Heben und senken Sie den Po mindestens 15-mal. Wechseln Sie danach die Seite. Insgesamt sind pro Seite 2 Sätze das Minimum.

Variation

Ohne Schweiß kein Preis – und erst recht kein Waschbrettbauch. Wer noch schneller Ergebnisse sehen will, übt daher folgende Variation: Strecken Sie nicht nur den oben liegenden Arm, sondern auch das oben liegende Bein gerade gestreckt ca. 20 Zentimeter vom anderen Bein ab und führen Sie die Übung wie gewohnt aus. Jetzt kann weniger Gewicht von den Beinen getragen werden, und der Bauch muss besonders intensiv arbeiten.

Wasser marsch!

Der Körper braucht etwa alle 4 Stunden Flüssigkeitsnachschub; bei körperlicher Anstrengung noch öfter. Wird das Hydrodepot nicht regelmäßig aufgefüllt, so funktioniert das körpereigene Kühlsystem nicht mehr, der Körper überhitzt und ermüdet rasch.

Versuchen Sie, das Wasserniveau immer auf einem konstanten Level zu halten: Trinken Sie etwa alle 20 Minuten während des Trainings (und am besten während des ganzen Tages) ein Glas zimmertemperiertes Wasser.

Wer zu kaltes Wasser trinkt, pusht den Stoffwechsel zusätzlich – es passiert, dass man noch mehr schwitzt. Daher werden in warmen Ländern auch oft lauwarme Tees gereicht. Probieren Sie es aus: Ein Tässchen Tee nach dem Sport wirkt wie ein mentaler Cool-down.

Unterarmstütz

Übungsablauf

- Legen Sie sich auf den Bauch. Der Untergrund sollte möglichst weich sein.
- Bringen Sie sich in die Position des Unterarmstützes. Stützen Sie sich dafür auf ihre Unterarme, sodass die Hände nach vorn zeigen und zwischen den Unter- und Oberarmen ein Winkel von 90 Grad entsteht. Die Handflächen zeigen parallel zueinander, die Daumen nach oben. Die Beine sind gerade ausgestreckt. Das Gewicht der Füße ruht auf den Ballen.
- Heben Sie den Rumpf nun so weit an, dass vom Kopf bis zu den Füßen eine gerade Linie entsteht. Vermeiden Sie ein Hohlkreuz, aber auch einen Rundrücken. Jeder Muskel ist fest angespannt.
- Lösen Sie ein Bein vom Boden und ziehen Sie das Knie seitlich neben dem Körper zu sich heran. Bei maximaler Anwinklung sollte ein rechter Winkel zwischen Rumpf und Oberschenkel entstehen. Das angehobene Bein bleibt dabei parallel zum Boden. Der Rücken ist gerade.
- Halten Sie diese Position kurz und strecken Sie das Bein dann wieder zurück.

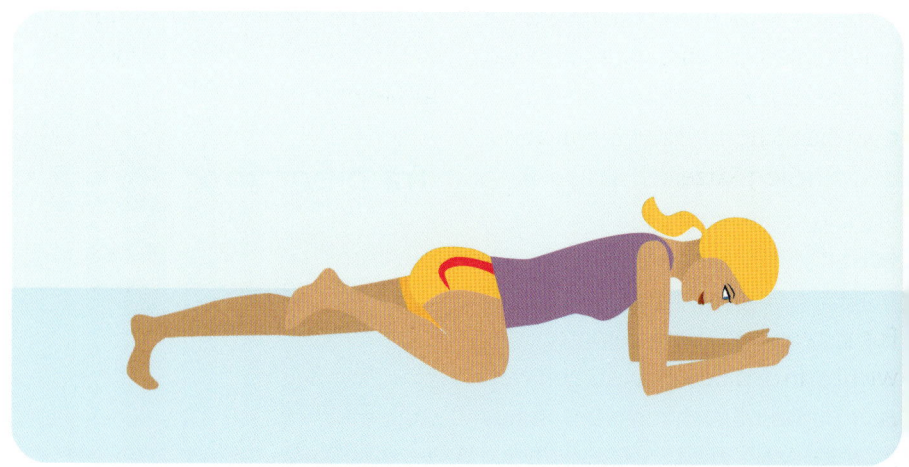

Übungseinheit 15: Schlanke Linie

Beckenboden in Bestform

Aus der Position des Unterarmstützes heraus kann man auch die Aufrichtung des Beckens ideal trainieren. Versuchen Sie einfach, das Schambein in Richtung Nabel zu ziehen. Der obere Rücken bewegt sich dabei nicht, sondern bleibt gerade. Nur der untere Bauchmuskel sollte arbeiten. Halten Sie die Position kurz und lösen Sie sie wieder. Wiederholen Sie die Bewegung mindestens 20-mal.

- Setzen Sie den Fuß ab und wiederholen Sie den Vorgang mit dem anderen Bein.
- Ziehen Sie jedes Bein 8-mal an. Üben Sie 3 Sätze.

Hilfsmittel

Fortgeschrittene schnallen sich Gewichte um die Fesseln, entweder spezielle Fußgewichte oder eine mit Reis gefüllte Socke. Für den Anfang genügt 1 Kilogramm zusätzliche Belastung. Wer sich fit fühlt, darf natürlich mehr nehmen. Übrigens: Sie sollten auch mit Hilfsmittel 8 Wiederholungen schaffen. Ist das nicht der Fall, haben Sie sich erheblich zu viel Gewicht aufgeladen.

Aufgepasst

Wie bei jeder Übung sollten Sie auch hier achtgeben, dass der Körper stabil bleibt. Denn es geschieht leicht, dass man den Rumpf in sich verdreht, wodurch das Becken dann nicht mehr gerade ist, sondern zu einer Seite herunterhängt. Achten Sie außerdem darauf, dass Sie mit den Ellenbogen immer senkrecht unter den Schultergelenken bleiben, nicht weiter davor oder dahinter – so ist die Position am angenehmsten.

Trainingstipp

Korrigieren Sie sich selbst. Wenn Sie merken, dass Sie Schwierigkeiten haben, sich gerade zu halten, machen Sie lieber weniger Wiederholungen – aber die dafür gründlicher. Auch hier gilt: Qualität vor Quantität.

Gezielt trainieren

Arme
Bauch weg	36/37
Liegestütz	40/41
Bank	42/43
Grätsche intensiv	44/45
Hut ab!	60/61
Kopfstand light	62/63
Armbeuge	66/67
Arm-Arbeit	68/69
Trizeps total	70/71

Bauch
Bauch weg	36/37
Bauch-Spezial	38/39
Grätsche intensiv	44/45
Bauch-Booster	46/47
Stability	52/53
Seitliche Waage	54/55
Schulter-Lift	64/65
Arm-Arbeit	68/69
Seitliche Wippe	76/77
Unterarmstütz	78/79

Beine
Spitzen-Klasse	20/21
Schenkel-Lift	22/23
Sportler-Sitz	24/25
Die Kippe	26/27
Rücken-Drücker	28/29
Rückenrutsche	30/31
Poleposition	32/33
Po in Perfektion	34/35
Bauch weg	36/37

Bauch-Spezial	38/39
Bank	42/43
Bauch-Booster	46/47
Ägypter	48/49
Hut ab!	60/61

Brust
Liegestütz	40/41

Körperspannung und Stabilität
Spitzen-Klasse	20/21
Bauch weg	36/37
Stability	52/53
Seitliche Waage	54/55
Kopfstand light	62/63
Armbeuge	66/67

Po
Sportler-Sitz	24/25
Die Kippe	26/27
Rücken-Drücker	28/29
Rückenrutsche	30/31
Poleposition	32/33
Po in Perfektion	34/35
Bank	42/43
Kick-up	50/51
Rückenbeuge	56/57
Hut ab!	60/61
Unterarmstütz	78/79

Rücken
Rücken-Drücker	28/29
Rückenrutsche	30/31

Liegestütz	40/41
Bank	42/43
Stability	52/53
Rückenbeuge	56/57
Frosch	58/59
Hut ab!	60/61
Kopfstand light	62/63
Armbeuge	66/67

Rumpf
Liegestütz	40/41
Ägypter	48/49
Kick-up	50/51
Seitliche Wippe	76/77
Unterarmstütz	78/79

Schultern
Bauch-Spezial	38/39
Ägypter	48/49
Rückenbeuge	56/57
Hut ab!	60/61
Kopfstand light	62/63
Schulter-Lift	64/65
Armbeuge	66/67

Taille
Ägypter	48/49
Seitliche Waage	54/55
Kurvenstar	72/73
Side-Crunch	74/75
Seitliche Wippe	76/77